坐月子与育婴
实用宝典

育婴蜜语编委会 / 主编

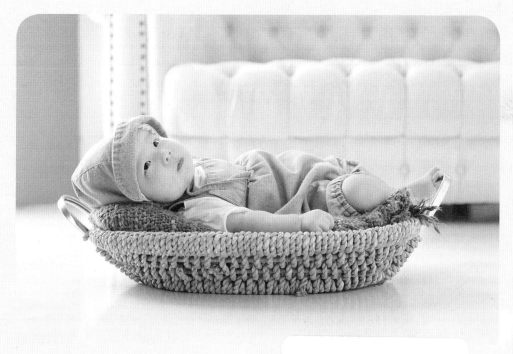

U0347036

新疆人民出版总社
新疆人民卫生出版社

图书在版编目（CIP）数据

坐月子与育婴实用宝典 / 育婴蜜语编委会主编 . -- 乌鲁木齐：
新疆人民卫生出版社，2016.10
ISBN 978-7-5372-6729-8

Ⅰ . ①坐… Ⅱ . ①育… Ⅲ . ①产褥期－妇幼保健－基
本知识②婴幼儿－哺育－基本知识 Ⅳ . ① R714.6 ② TS976.31

中国版本图书馆 CIP 数据核字（2016）第 261255 号

坐月子与育婴实用宝典

ZUOYUEZI YU YUYING SHIYONG BAODIAN

出版发行	新疆 人民出版总社 新疆 人民卫生出版社
责任编辑	张鸥
策划编辑	深圳市金版文化发展股份有限公司
摄影摄像	深圳市金版文化发展股份有限公司
封面设计	深圳市金版文化发展股份有限公司
地　　址	新疆乌鲁木齐市龙泉街 196 号
电　　话	0991-2824446
邮　　编	830004
网　　址	http：//www.xjpsp.com
印　　刷	深圳市雅佳图印刷有限公司
经　　销	全国新华书店
开　　本	173 毫米 ×243 毫米　　16 开
印　　张	12
字　　数	180 千字
版　　次	2017 年 4 月第 1 版
印　　次	2017 年 4 月第 1 次印刷
定　　价	39.80 元

序言

经过漫长的等待，终于迎来了小生命！产后这个月，不仅仅是妈妈身体恢复的关键期，也是宝宝首次认知世界的时期，照顾好妈妈和宝宝是全家首要任务。

● 科学坐月子的重要性

坐月子在中国已有两千多年的历史，前人的经验及现代科学皆告诉我们这长达一个多月的月子期是很关键的，这一时期是妈妈恢复身体的关键期，也是重新调整生理指标与心理要素的好时机。同时，妈妈也可以在这一个月适应从人妻到人母的角色转换。

怀孕期间，妈妈身体内的各个系统为配合胎儿的生长发育发生了一系列变化，比如子宫会随胎儿的生长逐渐增大，首先压迫体内的膀胱和直肠，之后会将腹部向外挤，挤压内脏及盆腔。分娩时，无论是自然分娩或剖宫产术。妈妈的身体都在这短短的时间内受到一系列的损害，如产后伤口感染、大量出血、引发其他并发症等。正如摔破皮的伤口需要一定时间愈合一样，妈妈在怀孕、分娩期间身体所受到的损伤也需要一段时间的调养方能恢复，正确的调养方法能让妈妈不仅恢复到孕前的身体状况，还能抹杀隐患，幸福下半生。

月子是要坐的，但怎么坐往往会困扰许多新妈妈。中国民间坐月子的习俗虽然多是前人总结出的经验并代代相传，但有些由于过去生活条件受限导致的不科学的坐月子方法应该摒弃，比如坐月子期间不能洗澡、不能梳头、不能下床活动、不能开窗透气……

育婴蜜语编委会成立于 2003 年，专注于孕婴服务项目，帮助解决上千种母婴问题。《坐月子与育婴实用宝典》分为上下两篇，其中上篇"42 天坐月子计划"结合编委会及月嫂的经验围绕产后妈妈如何科学坐月子提供了详细指导，内容涵盖了关于坐月子的理论知识、月子期生活细节指导、月子期膳食推荐、月子期身心调适、产后塑形以及常见月子病的预防和护理等内容，理论知识是多年经验总结凝练出的精华，为产后妈妈提供科学的指导方法，根据身体的需要给予科学调理，保持轻松愉快的心情，早日恢复健康。

● 做好新生儿养育工作

虽然前期已经度过了等待宝宝到来的长达十个月的时间，但许多爸爸妈妈往往在宝宝真正出世后，仍然手足无措，那小小人儿是那么娇嫩又脆弱，生怕自己一个不小心就会伤害到宝宝，不知道应该如何照顾宝宝。也有些爸爸妈妈由于对宝宝太喜爱了，恨不能把一切自己喜欢的都给宝宝，却不知有些只是爸爸妈妈以为宝宝也会喜欢的，却不是适合宝宝的。

宝宝从出生后到三岁前的这一阶段，是人一生中生长发育最快、身心发育最关键的时段，只有生活护理得当、饮食科学合理、教育培育有方才能为宝宝以后体力、智力、心理各方面的正常发育奠定坚实的基础。

本书下篇"新生儿养育篇"则由育婴蜜语编委联手月嫂向父母们提供多方面指导，包括如何照顾好宝宝、如何成功喂养母乳、如何给宝宝做抚触按摩以及新生儿常见病的预防护理，书中涉及的实操部分均进行现场操作拍摄，使爸爸妈妈能快速掌握实操方法，做到阅读不枯燥，实操不困难，真正解决爸爸妈妈面临的烦恼，做好宝宝的养育工作，呵护宝宝健康成长。

欢迎读者朋友们指正本书的不足之处，我们愿意通过修订以完善书籍的质量，在此致以由衷的感谢！

CONTENTS 目录

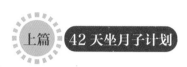
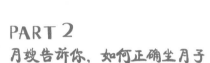
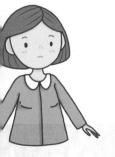

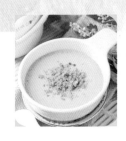
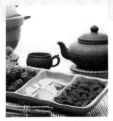

PART 3 月嫂掌厨，月子餐食谱推荐

PART4　早预防早护理，月子病月子里治

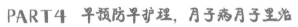

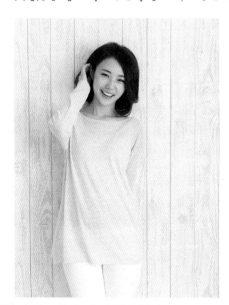

PART 5　月子期间动一动，产后恢复塑形快

PART 6　家人多陪伴，产后妈咪告别抑郁

PART 7 全面了解我们的新生宝宝

PART 8 月嫂指导你，如何照顾好宝宝

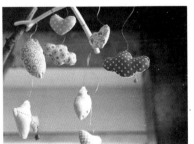

PART 9   月嫂帮助你，成功喂养母乳

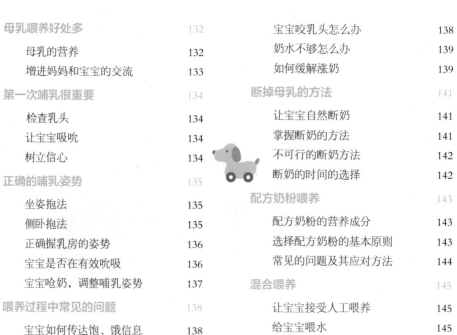

PART 10 手把手教你，给宝宝做抚触按摩

PART 11 宝宝常见疾病的护理

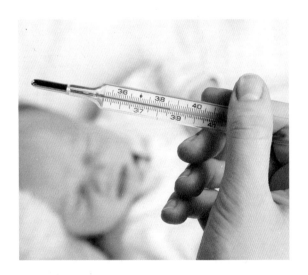

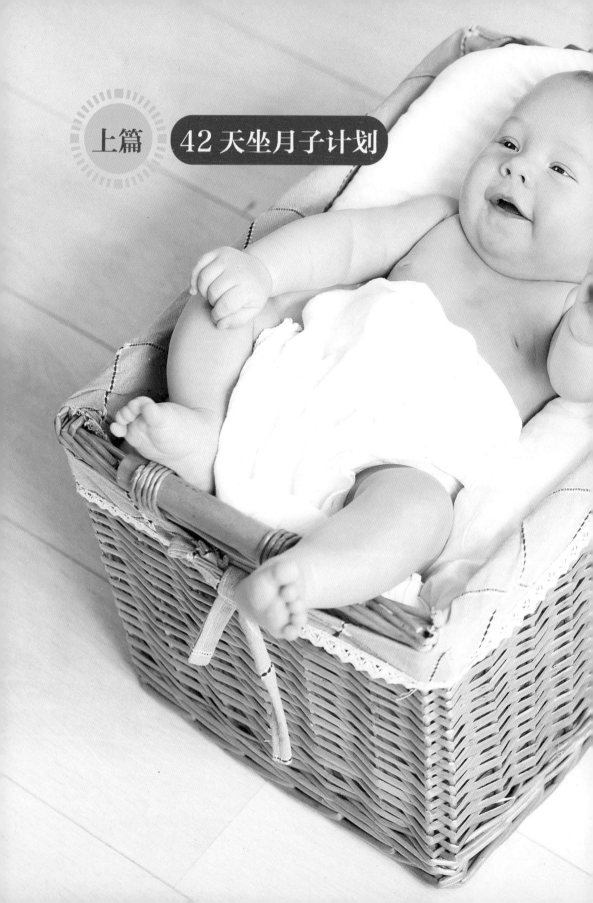

PART 1

分娩前后，这些事项需留心

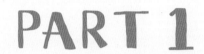

度过了漫长的备孕、怀孕期，即将迎来家庭新成员，是不是激动又紧张？本章为你介绍分娩前后需要留心的各项事宜，提前准备以免到时慌了手脚。

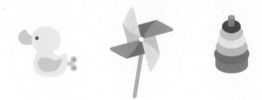

了解分娩方式

产力、产道和胎儿是决定分娩的三个因素，它们之间的关系决定了分娩的方式，现主要有自然分娩及剖宫产术两大分娩方式。产妇及其家人应了解两种分娩方式的不同，听从医生的建议，选择最佳分娩方案。

自然分娩

自然分娩是指在有安全保障的前提下，通常不加以人工干预手段，让胎儿经阴道娩出的分娩方式。自然阴道分娩是最理想、对母婴最安全的分娩方式。与剖宫产相比，有其优越性，如合并症少，产后恢复快等。

自然分娩的优点

① 自然分娩婴儿出生后患"新生儿吸入性肺炎"等病症的概率会相对较小。

② 自然分娩对母体伤害小，母体恢复比较快，且产后并发症少。

③ 自然分娩胎儿受到产道的挤压，身体发生了一系列变化，适应机能方面得到提高。

自然分娩的缺点

① 产程不受控制，因此可能比其他分娩方式需要的时间更长。

② 自然分娩时，无法避免脐带绕颈或打结的意外发生。

③ 自然分娩有可能引发大出血，若无法止血，需要剖腹处理，严重者甚至可能要切除子宫。

④ 自然分娩过程中若出现难产或产妇产力不足的情况，需用产钳或真空吸引器助产，可能会造成胎儿头部受伤及产道出口损伤。

🌸 剖宫产术

剖宫产是指产妇在分娩过程中，由于自身或胎儿的原因，无法通过自然分娩的方式娩出胎儿，而是由医生采取手术取出胎儿的一种分娩方法。剖宫产手术的前提是产妇或胎儿不能通过自然分娩结束妊娠。

剖宫产术的优点

① 可以免除产妇受阵痛之苦。

② 若产妇腹腔内有其他疾病，在施行剖宫产的同时可一并解除。

③ 有效缩短产程，尤其是在胎儿发生宫内缺氧、胎儿巨大或产妇骨盆狭窄时，剖宫产更能显示出它的优越性。

剖宫产术的缺点

① 手术时可能出现大出血，损伤腹内其他器官。

② 手术过程中必须进行麻醉，有可能发生意外，影响孕妇及胎儿中枢神经系统。

③ 剖宫产产妇身体恢复比自然分娩的产妇慢，且术后容易产生并发症；两年内再次怀孕有子宫破裂的危险。

④ 剖宫产胎儿出生时未经产道挤压，对外界环境适应性不强，新生儿容易出现呼吸困难、吸入式肺炎、呕吐等剖宫产儿综合征。

月嫂指导

分娩方式与宝宝智力的关系

有一些孕妇认为剖宫产胎儿颅骨不受挤压，不会出现脑部损伤，因此实行剖宫产术，会让宝宝更聪明。

实际上，自然分娩胎儿头部虽会受到挤压而发生变形，但这种变形在产后一两天即可恢复。统计资料显示剖宫产与自然分娩胎儿的智力发育无显著差异，故认为剖宫产胎儿更聪明的说法是不科学的。选择哪种分娩方式，应以孕妇和胎儿的情况为基础，本着母子健康的准则做出决定。

了解分娩过程

　　准妈妈及家人应该对分娩过程有一个大致的了解，这样在面对生产的时候有个心理准备，在分娩时能较好地面对各种突发状况，不至于慌乱无措。那么，接下来就为大家大致讲解一下关于分娩的过程。

◉ 分娩的第一阶段

初期

　　初期又称潜伏期。这时，宫缩不是那么频繁，大约5～30分钟一次，每次持续30～45秒。有些孕妇甚至不知道分娩已经开始了，还以为这只是比较强的假宫缩。多数孕妇可以比较冷静地度过这一阶段，还可以像平常一样做些想做的事情，比如聊天、看书，甚至还能出去散步。这时大多数孕妇出现了腹痛、见红、尿频等分娩前的征兆，而少数孕妇可能会发生羊膜破裂，羊水流出的状况，但是大多数孕妇在分娩活跃期才会出现破水。如果你是初产妇，这一阶段可能会持续8小时左右。

　　这个时候，孕妇一定要休息，否则在这一阶段浪费过多的精力和体力，到分娩真正开始，真正需要精力和体力的时候，已经变得疲惫不堪了。

活跃期

　　如果孕妇感到宫缩的强度与频率已经让自己呼吸急促，甚至连一句完整的话都说不出了，这就表示此时已经进入活跃期了，大概会持续3～4个小时。一般情况下，活跃期宫缩大约是3～5分钟1次，每次持续1分钟左右。很多孕妇活跃期的宫缩是间歇性的，强烈的宫缩与阵痛，然后平静，再接着更加强烈的宫缩阵痛。

　　这一阶段，孕妇要充分利用放松技巧和缓解疼痛的方法。如宫缩开始时，从鼻子深吸一口气，然后慢慢地由嘴巴吐出；宫缩结束时，再次深呼吸。同时注意及时排空膀胱，为胎儿腾出更多的空间通过产道。

过渡期

过渡期，是整个分娩过程中阵痛最强的阶段，不过持续时间也最短，通常只有15~90分钟。过渡期宫缩大约1~3分钟一次，每次持续1~1.5分钟。这些宫缩来势又快又猛，通常阵痛也会不止一次的达到高峰，致使孕妇们根本没有机会休息和补充体力。

很多孕妇在过渡期会觉得阵痛太强烈了，甚至超过了忍耐的极限，因而这时很多孕妇会哭叫出"我不行了""我受不了了"之类的话。一旦过渡期结束，接下来发生的疼痛就比较容易忍受了。虽然胎儿娩出也很痛苦，但是大部分孕妇都觉得比过渡期轻松多了，而且宝宝的出生让疼痛变得很有价值。

孕妇可以试着用以下方法放松和缓解疼痛：积极调整姿势，找出对放松和缓解疼痛有帮助的姿势；用力时配合宫缩。

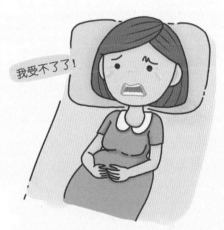
我受不了了！

🔥 分娩的第二阶段

生出宝宝

这一阶段的疼痛要比过渡期有所减轻，此时因产道旁的膀胱、尿道受到胎儿的压迫，有一种想排尿又尿不出的感觉，这个阶段结束后，宝宝就出世了，自己也由准妈妈变成妈妈了。这时宫缩间隔时间比较长，大概3~5分钟才会有一次，而且疼痛也比过渡期减轻了很多。

很多产妇在过渡期之后，会有10～20分钟的间歇，才会有再次用力娩出胎儿的冲动，这段时期被称之为"宁静时期"或"休息与感恩阶段"。这段时间的休息会让产妇重新变得精力倍增。有些产妇可能不怎么费力就可以把胎儿生出来，但有些孕妇则需要几个小时才能完成分娩。一般来说，初产妇娩出胎儿的平均时间为1～1.5小时。如果已经有过分娩经历，再次分娩可能就会快一些。

在分娩过程中如果产妇有用力的欲望就用力，不要等医务人员喊用力时才用力，这样比较符合生理法则。

❀ 分娩的第三阶段

娩出胎盘

胎儿娩出后，产妇会有一种虚脱的感觉，但是宝宝的出生让你很有成就感，所以还是非常兴奋。这时分娩还没有结束，医务人员会帮助娩出胎盘，结束分娩。子宫继续收缩，不过强度已经很小了，娩出胎盘，这时产妇会有一种类似抽筋的感觉，或是阴道有轻微地排出东西的感觉。如果分娩过程中，会阴部有撕裂或是做了会阴切术时，医生还要进行缝合工作。缝合时会实施局部麻醉，减轻疼痛，更有利于缝合。

胎盘娩出后，在医务人员做最后处理时，新妈妈就可以充分享受宝宝诞生带来的幸福感了。可以让宝宝趴在你的肚皮上，与宝宝肌肤相亲，还可以用你的体温为他保暖。让宝宝吮吸你的乳房，这样可以刺激乳汁分泌，还会刺激分泌催产素，帮助子宫收缩，有利于排出胎盘和止血。

月嫂指导

这时候新爸爸一定要抱抱小宝宝，最好是父子肌肤直接接触。如果宝宝需要例行检查，爸爸最好也一起去。如果护士没有时间照看，爸爸可以把宝宝抱起来轻轻摇晃，等到护士有时间处理为止。千万不要把宝宝一个人留在婴儿室，对宝宝来说待在一个温暖、熟悉的地方，可以让他有安全感。

分娩前的物质准备

准爸妈要充分利用分娩前的几个月，将分娩时以及产后准妈妈和宝宝需要的物品尽可能准备充分，宁多毋缺，因为分娩时的慌乱和宝宝降生后的忙碌，让你分身乏术，没有机会去采购这些必备品。

孕妇必需品

1. 各种证件和检查结果单，包括孕妇的病例、医保卡、各次产检结果、准生证、结婚证、户口本、身份证等。

2. 吸汗透气棉质内衣裤，建议多准备几套，以便勤换洗。

3. 内衣尽量选择前开扣的，最好是哺乳专用胸罩。

4. 毛巾多准备几条，用来洗脸、洗脚、擦身等。

5. 卫生纸、卫生巾（产后妈妈专用）、护垫、牙具、饭盒、拖鞋。

6. 带吸管的水杯，产后身体虚弱，以便产妇躺着就可喝水。

7. 孕妇帽、防风的衣裤、舒适的鞋子，分娩后出院时穿。

8. 多准备些孕妇喜欢的点心和饮料，待产时补充营养，增加体力。

宝宝必需品

1. 婴儿一般很少外出，一旦外出，为避免头部受到风吹日晒，可准备一顶合适的小帽子。

2. 选择吸汗有弹性的棉制衣裤，视季节准备一两套外衣裤。

3. 准备婴儿床，既可以减少婴儿和母亲同床造成感染，又可以较早养成独立生活的习惯。

4. 被褥要有一定硬度，避免婴儿扭动形成褶皱；被子要轻柔、保暖；床单要选择吸汗的棉布。

5. 澡盆、脸盆、浴巾、毛巾。使用前要消毒，并且给婴儿专用。

6. 婴儿皂、爽身粉、润肤露。要选择质量有保证、选材天然的产品。

7. 奶瓶、奶嘴。奶瓶、奶嘴都要勤消毒。

8. 选择质地柔软、吸湿性强的尿布，最好用颜色较浅的旧棉布床单或者旧的棉布衬衣制作。

9. 可以多准备几个围嘴儿，防止口水、奶汁污染衣物。

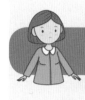

在医院待产要做什么

等待生产的过程是紧张又兴奋的，但也有的妈妈是恐惧又无助的，无论哪一种情况，家属都应该陪在准妈妈身边，与她聊天，缓解她的情绪，同时也要积极配合医院医务人员的工作，为生产做好万全准备。

❀ 及时住院

如果一天阵痛数次，且间隔的时间比较长，这时离分娩还有一段时间，可以联系医院与车辆，做好去医院的准备；如果阵痛间隔非常短，不超过一个小时，就要随时准备住院；如果阵痛比较强烈，持续时间较长，这个应及时赶往医院；如果阵痛间隔时间为10～15分钟，那就是即将分娩的信号，一定要马上住院。

如果你是具有下列情况的孕妇，如多胎、有不良分娩史、产前检查有异常情况，最好不要等待临产症状出现就提前住院待产，以便医生随时监护，保证你和宝宝的安全。对于第一次生产的孕妇来说，由于没有经验，早点住院相对会安全些。

❀ 产妇要做的检查

孕妇入院待产后，分娩医生要翻看她的产检记录，了解孕妇怀孕期间的情况，要询问病人有无疾病史，包括怀孕前、怀孕期间的身体情况、现在的阵痛情况、阴道流血及流水情况等，并进行一些必要的检查。

通过检查，医生可以对孕妇分娩做一个大致的估计，为孕妇安排合适的分娩方式。有些孕妇

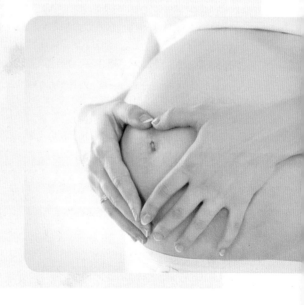

对反复检查表现出不耐烦的态度，实际上正是通过这些检查，医生才能在最后关头发现异常，采取相应的措施，确保分娩顺利进行。所以，孕妇和家属在待产时一定要密切配合医生，一旦发现问题，医生的处理意见也会向孕妇及其家属讲明，也期望得到孕妇及家属的理解与合作。

保证充分的营养

生产相当于一次重体力劳动，产妇必须有足够的能量供给，才能有良好的子宫收缩力，宫颈口全开才有体力把孩子产出。不好好进食、饮水就会造成脱水引起全身循环血容量不足，当然供给胎盘的血量也会减少，引起胎儿在宫内缺氧。

保证充足的休息

休息是孕妇产前最重要的功课。即使觉得精力依旧很充沛，也不要再做那些繁重的工作了，因为有更重要和更艰巨的工作等着你。什么都不要想，只管好好休息，充足的休息才能保证孕妇有足够的体力和精力迎接分娩。

保持良好的精神状态

不少孕妇在分娩前有强烈的恐惧感，随着分娩临近，这种恐惧感就会越强烈，不但会让孕妇的心理备受压力的折磨，还给分娩带来不必要的麻烦。当然也有一些孕妇由于粗心，导致分娩意外到来，弄得措手不及，这样很容易发生危险。临产前一定要放松，并保持稳定的情绪，轻松愉快地迎接分娩，完成从准妈妈到妈妈的转变。

月嫂指导

准爸爸是最佳的助产士

准爸爸不应该是分娩过程的旁观者，而应该是参与者。在分娩过程中，准爸爸要用充满鼓励的语气为孕妇打气，帮她树立顺利生产的信心；在分娩间隙，轻轻按摩孕妇的腰背部，缓解她疼痛的感觉；在阵痛间歇期，可以和妻子一起想象宝宝的模样，想象将来的美好生活，精心营造轻松的氛围；准备好孕妇平常喜欢吃的点心和饮料，随时补充能量。

产后莫忘做健康检查

很多女性对孕前检查、产前检查都十分重视，而对产后检查却较易忽视，甚至不以为然。其实，产后检查也非常重要。因为产后检查能排查出新妈妈身体的异常，可以及早进行处理，还能避免患病妈妈对新生儿健康造成不良影响。

⚘ 产后两小时要留在产房内观察

每个产妇在刚生完孩子之后，都不要急着出院，至少要呆在医院里观察两个小时，预防出血及其他分娩并发症，检查一下宝宝的情况。

产后出血是产妇最容易出现的状况，也是导致产妇死亡的第一原因，所以每个医院在产妇产子两小时之后都要严密观察出血状况，除了出血状况，医生一般还要观察产妇的血压、心率、子宫收缩等情况，防止给孕妇的生活造成更大的麻烦。

⚘ 产褥期结束莫忘做健康检查

常规情况下，产后6~8周要到医院进行一次全面的产后妇检，目的是发现产妇全身和生殖系统有无异常情况。

测体重

体重是人体健康状况的基本指标，过重或过轻都是非正常的表现。产妇在产下宝宝后，体重会发生阶段性的变化，正常情况下，会在2个月内逐渐恢复到孕前水平。

量血压

血压的变化会对身体产生多方面的严重影响。血压升高时间长容易导致全身血管痉挛，使有效循环的血量减少，而缺血和携氧量的降低则可能危害到全身的器官、组织。

乳房检查

产妇生产后，乳房会充满乳汁，变得非常丰满。大多数妈妈会受乳胀、乳房疼痛等问题的困扰，严重的可能会感染乳腺炎，还会影响泌乳系统，造成乳汁滞流，妈妈身体发热，同侧淋巴结肿大，白血球升高等症状。而乳房分泌的乳汁又直接影响着宝宝的健康，因此，给乳房做体检，不仅是对妈妈的保护，也是对宝宝能够健康成长的保障。

腹部检查

腹腔内有消化系统、泌尿生殖系统等重要器官，是体格检查的重要组成部分。通过腹部检查可以进一步了解子宫的复位情况，以及生产后腹腔内其他器官的情况。

子宫、妇科检查

盆腔内的器官是使准妈妈变成新妈妈最大的功臣，除了要经历10个月孕育的艰辛，分娩时刻被撑开的疼痛更是让它们"历经磨难"，也是产后恢复的重中之重。产后盆腔器官恢复的好坏与妈妈日后得妇科病的概率密切相关，因此进行全面的妇科检查绝对必要。

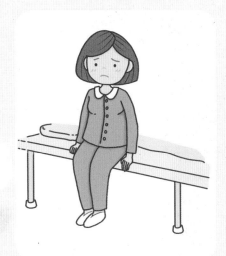

血、尿常规检查

妈妈刚刚生下小宝宝，身体的解剖结构、生理系统及免疫系统均处于恢复变化期，非常容易引发感染，易给各种疾病以可乘之机。通过血、尿常规检查可以检测妈妈身体的各种系统的运作情况，在微观上为身体健康把关，尤其对于妊娠时有妊娠高血压综合征、蛋白尿等情况的妈妈，这两种检查就更不能忽视了。

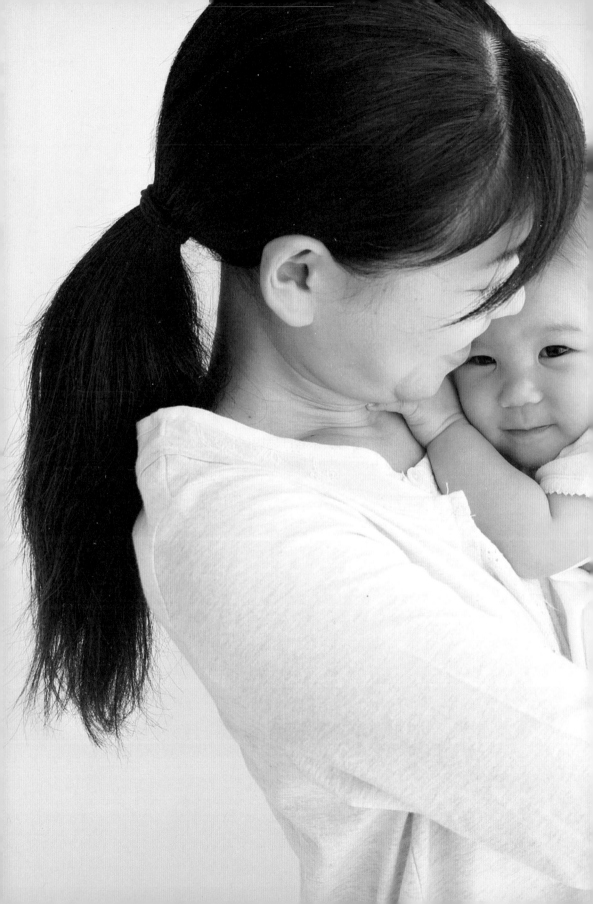

PART 2
月嫂告诉你，如何正确坐月子

月子坐得好不好关系着产后妈妈的身体恢复状况，是至关重要的一个月。那么坐月子期间有什么需要注意的呢？如何才能坐好月子呢？本章将一一为你解答。

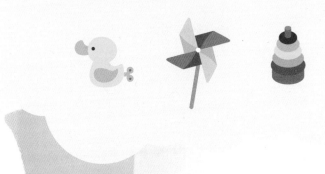

这些都是产后妈妈正常的生理现象

产后，产妇开始为期一个月的产褥期，即俗称的"坐月子"。在这一个月中，产妇的生理、心理都易于常人，尤其是生理方面，有很多身体方面的不适，产妇要树立良好的心态，明白这是正常的生理过程，不必过于焦虑。

◎ 产后痛

产后痛是由于产后子宫强直性收缩，子宫本身相对缺血、缺氧所致，通常会持续2~3天。产后子宫收缩的目的在于帮助子宫止血，并将子宫内残余的血块排出，促进子宫的恢复。

通常在生产之后，医师会开帮助子宫收缩的药物。母乳喂养的产妇，由于宝宝在吸吮的时候会刺激妈妈的脑下垂体后叶分泌催产素，引起子宫收缩，故疼痛也会较厉害。痛得很厉害的时候可以告知医生，视情况停止使用子宫收缩药或请医生开镇静止痛药物；下床活动，帮助子宫排空或采用俯卧姿势，都会减轻疼痛。

◎ 出汗多

产后出汗是一种正常的生理现象，因为产妇在孕期积累了大量的水分，而分娩之后，产妇皮肤排泄功能比较旺盛，这些水分就通过皮肤以汗液的形式排出体外。

如果产后多汗不必太担心，但是也要加强护理。注意室内的温度不要太高，适当的开窗通风，能减少产妇出汗。同时衣服不要穿得太厚，如果出汗较多，可以用毛巾擦干。

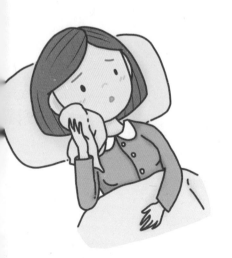

◎ 起床后头晕

产妇在下床活动时会出现头晕，这主要是因

为头部一过性缺血造成的。分娩之后，产妇的身体会很虚弱，而且长时间的卧床休养导致身体还不能马上适应直立的状态，就会出现头晕现象。如果在分娩中大量出血，就更容易出现头晕。

所以，在产妇下床活动之前，要逐渐适应，不要一下子就下床。可以先在床上坐一会，等到不适感消失之后再下床活动。在产妇活动的过程中，家人要在旁边注意搀扶和保护，避免摔倒。一旦发生晕厥，不要惊慌，立即让产妇平躺，一会儿就可恢复，无须特别处理。

◎ 全身颤抖、打冷战

很多人原本以为，女人生完孩子应该浑身轻松，可很多产妇在产后一两个小时之内会有全身颤抖和打冷战的现象，因此就有人担心分娩是不是造成了癫痫。其实这可能跟以下两种因素有关。

疼痛所致：有句话叫做"疼得发抖"，即疼痛感会让人不由自主地发抖。产妇在分娩时要忍受长时间的疼痛，胎儿一娩出，产妇全身感到轻松，有时会出现全身不可控制的抖动，也就不足为奇。

寒冷所致：中医认为分娩会损耗卫气，因而导致气不固表，寒邪入侵，机体因此会感到寒冷，因而发抖。

疼痛所致的颤抖比较容易治疗，喝点红糖开水，放松心情，多休息，这种打冷战的情形大概在产后一两个小时内就会消失。但如果是寒冷所引起的颤抖就不能大意了，产后易引起寒邪的大规模入侵，容易留下病根，严重时可能使产妇下半生都畏寒怕冷，所以产后要做好保暖工作，如为产妇加盖被子等。

◎ 乳房发胀，痛感明显

通常，在产后第二天或第三天，妈妈的乳房会开始变大、变硬。有些妈妈还会感受到明显的胀痛感，甚至可以看见乳房表面充盈的静脉，这就是乳房肿胀。

乳房发胀是一个自然的生理过程，一般只会持续一两周，如果肿胀持续时间特别久，或者产妇的乳房出现红、肿、热、痛等胀痛严重的情况，要及时就医，避免造成乳腺炎。

卧床休息需适当

产后妈妈多身心俱疲，但总会被婴儿的哭叫声吵醒，或是由于自身卧床休息不当而为自己的身体健康埋下隐患，同时医生建议多起床活动活动，家人又建议不要起床。到底应该怎么做才是对的？小编一一为你答疑。

◎ 产后不宜马上熟睡

在分娩中，产妇会消耗很大的体力和精力，所以当婴儿出生之后，产妇完全放松，就会出现产后疲劳症状，非常想大睡一觉来缓解疲劳，但生产之后不宜马上进入睡眠。

先闭目养神，用手轻轻地从上腹部向脐部抚摸。先在脐部进行旋转按揉，之后再轻揉小腹，时间要比停留脐部长，完成一次大约需要1分钟。

完成10~15次之后，可以慢慢进入睡眠状态，这样做有助于恶露下行，减轻产后的疼痛和产后出血，帮助子宫尽快复原，在闭目养神一小时以内就可以进入睡眠。

◎ 产妇不宜与婴儿同床

产妇及家属，特别是有老人侍候月子时，都喜欢将婴儿放在产妇的身边，睡在同一个被窝里，以方便产妇哺乳，实际上这种方式是不妥当的。

一方面，新妈妈会担心不小心压着宝宝或者弄醒宝宝，以致睡觉时总是很紧张且始终采取一种姿势，从而影响到新妈妈的休息；另一方面，新妈妈的一些"新陈代谢"不利于宝宝的清洁卫生。

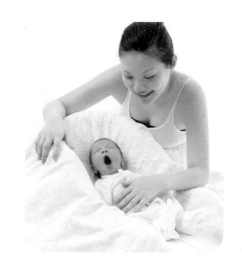

可以将婴儿放在婴儿床上或放到产妇的床边，这样产妇睡卧时可以采取自由舒适的姿势。

⊛ 合理安排作息时间

妈妈要想在月子期休养好身体，就要做到劳逸结合，合理安排作息时间。首先要有充分的休息时间，否则新妈妈会感觉疲倦、焦虑、精神抑郁，还会影响乳汁的分泌。

产后 2 周内，除适当下床轻微活动以外，其余时间最好卧床休息，至少每天保证 10 小时的睡眠。由于要照顾宝宝，有些妈妈可能没法连续睡眠满 10 小时，那么就要学会把握机会多睡一会儿，不一定要躺在床上休息，下床活动时可在沙发、躺椅上小睡一会儿放松自己。

⊛ 月子里不要完全卧床

一般产后第一天，产妇较疲劳，应当充分睡眠或休息好，使精神和体力恢复，但如果产妇身体条件许可，就应在24小时后下地活动。如果产妇觉得体力较差，可于下床前先在床上坐一会儿，由护士或家属协助下床活动，以后逐渐增加活动量，活动活动身体，有利于加速血液循环、组织代谢和体力恢复。

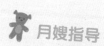

月嫂指导

坐月子的误区

传统观念认为"坐月子"就是要卧床休息一个月，过早下床活动就会伤身体，其实这是完全不必要的。

⊛ 产后睡觉的姿势

分娩后的子宫迅速回缩，而韧带却像失去弹性的橡皮筋一样很难较快恢复原状，并且由于盆底肌肉、筋膜在分娩时过度伸展或有些撕裂，使得子宫在盆腔的活动度增大，很容易随着体位而发生变动。

为防止子宫向后或向一侧倾倒，妈妈要注意不断地调整躺卧的姿势，即仰卧、侧卧、俯卧交替进行。若身体无异常情况，在产后的第二天便可开始俯卧，每天1～2次，每次15～20分钟，以便子宫恢复原来的前倾屈位。

休养环境很重要

生产过后，妈妈需要多多休养，同时新生宝宝除了要吃奶而醒来，哭闹一会儿外，几乎所有的时间都在睡觉，故此时休养环境对产后妈妈及新生宝宝都很重要，爸爸们不妨动手为产后妈妈和新生宝宝营造一个安静舒适的环境吧。

⊙ 安静舒适

室内环境光线柔和，可以加装薄纱窗帘，使居室光线柔和，这样不仅有利于母子休息，也有利于观察宝宝，同时尽量保持环境安静。室内的家居应柔软舒适，这样妈妈和宝宝在接触家具时也能感受到温柔舒适。

⊙ 清洁卫生

在产妇出院之前，室内最好用消毒水湿擦或喷洒地板、家具和2米以下的墙壁，2小时后通风。卧具、家具亦要消毒，在阳光下直射5小时可以达到消毒的目的。

⊙ 温度适宜

产妇居室以冬天温度18～25℃、湿度30%～50%，夏天以温度23～28℃、湿度40%～60%为宜。选择阳光照射和朝向好的房间做寝室，这样，夏季可以避免过热，冬天又能得到最大限度的阳光照射，使居室温暖。

⊙ 保持室内空气清新

注意保持空气新鲜，无论冬夏都应适时打开窗户，使空气自然流通，保证新妈妈和宝宝呼吸到新鲜空气。空气清新有益于产妇精神与情绪愉快，有利于休息。

妈妈的穿着用品

　　一般情况下，最好在准妈妈分娩前就把分娩后新妈妈和新生儿的用品准备好。倘若还有些东西没有备好，新爸爸可在新妈妈分娩住院期间将东西置办齐备，这样才能让新妈妈和新生儿更好地度过月子期。

产妇内衣裤的选择

　　佩戴乳罩往往是产后女性最容易忽视的。她们认为哺乳期不必佩戴乳罩，主要是方便哺乳，另一方面可以增加乳汁的分泌，其实这种观点是不正确的。

　　哺乳女性的乳房普遍增大很多，乳房中的韧带无法托住乳房，如果没有乳罩的帮助，几乎每个女性都会出现乳房下垂的现象，从此失去了使乳房挺拔的美感。其次，乳房下垂压迫了乳房内的血管，会影响血液循环和乳汁的分泌。

　　因此，产后女性应根据乳房大小调换胸罩的大小和罩杯形状，并保持吊带有一定拉力，将乳房向上托起。胸罩应选择透气性好的纯棉布料，可以穿着在胸前有开口的喂奶衫或专为哺乳期设计的胸罩。内衣的颜色不应选择纯白色的，因为纯白色含有漂白剂会使皮肤产生不适，对婴儿的健康不利。

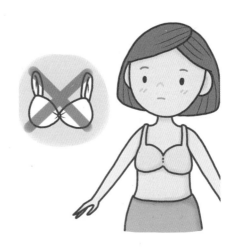

　　除了内衣的选择外，选择内裤时也要注意。由于产后妇女形体改变较大，如腰、臀、大腿等部位与产前有很大不同，多选择平角内裤。内裤的质地也应是有弹性的纯棉针织面料。

🔥 产妇衣着的选择

产妇产后应选择宽大舒适、冷暖适宜的着装，不要穿紧身衣裤，也不要束胸，以免影响血液循环或乳汁分泌。产妇要注意随着四季天气的变化随时增减衣服，不要将身体捂得太严，否则会使汗液不能蒸发，影响体内散热，造成体温升高，在夏天，容易造成中暑。

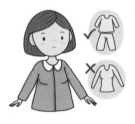

🔥 产后专用卫生巾

普通卫生巾是为普通女性设计，用一般合成纤维制成，由于所含化学成分和杂质多、易起绒毛、摩擦系数大、易脱落、易产生静电，极易对新妈妈敏感的伤口产生刺激，增加新妈妈的疼痛。产后专用的卫生巾则可以弥补普通卫生巾的这些不足，其舒适、柔软，能让新妈妈保持清爽，降低感染的概率。

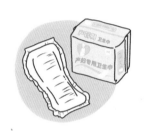

🔥 慎用束缚带

很多妈妈喜欢在产后用收腹带束紧腰腹部，来帮助恢复体形，但是这并不科学。产妇分娩后，其子宫约经过6周才能恢复到正常大小；而固定子宫的韧带，因孕期的过度伸展、扩张及损伤，其弹性降低，短时间内尚不能恢复到产前状态。

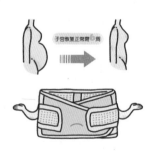

其次，受孕期子宫膨胀的影响，产后腹壁松弛，约需6～8周才能恢复正常。所以，产妇在坐月子期间束腹，不仅无助于恢复腹壁的紧张状态，反而会使腹压增加，从而使盆底支持组织及韧带对生殖器官的支撑力减弱，进而导致子宫下垂、子宫严重后倾、阴道前后壁膨出等。且由于生殖器官不能正常复位易导致盆腔血流不畅，还易引起盆腔炎、附件炎、盆腔淤血综合征等各种妇科疾病，严重影响产妇健康。

产后洗漱需注意

民间传统观念对产后坐月子有太多谨慎，这是因为在当时的条件下不能做到很好的保护工作。如洗澡，过去认为月子期间不能洗澡主要是因为产妇身体虚弱易感风邪，而现在我们可以控制室温，也能做好保暖工作，那么洗澡是可以的，而且是有利的。

产后刷牙应注意

产妇在产后坐月子期间，进食的多是富含维生素、高糖、高蛋白的营养食物，如果吃后不刷牙，食物残渣长时间地停留在牙缝间和牙齿的点、隙、沟凹内，发酵、产酸后，会促使牙釉质脱落，牙质软化，口腔内的致病菌趁虚而入，导致牙龈炎、牙周炎和多发性龋齿的发生。

为了产妇的健康，产妇不但应该刷牙，而且必须加强口腔护理和保健，做到餐后漱口，早、晚用温水刷牙；另外，还可用些清洁、有消毒作用的含漱剂。

产妇刷牙时，不能横刷，要竖刷，即上牙应从上往下刷，下牙从下往上刷，而且里外都要刷到。

产后面部护理

哺乳的时候不要化妆或化淡妆，因为婴儿不喜欢妈妈化妆。婴儿的各种感觉中，嗅觉最灵敏，总能将头部转向母亲气味的方向，尤其对母亲的乳味深有好感。妈妈化妆后，自身的气味会被掩盖，婴儿闻不到妈妈的气味，会哭闹，用手乱抓，甚至不进食，所以妈妈要少化妆或化淡妆就好。

走出不能洗头、洗澡的误区

民间认为，产后洗澡容易感受外邪，因此产后不能洗澡。如真的要清洁身体，也要在产后一周，煲姜皮水来洗身，至于洗头，老人家更认为是不可以的事。

其实这种认识是完全没有科学根据的。产后汗腺很活跃，容易大量出汗，乳房还会淌乳汁，下身又有恶露，全身发黏，为细菌的侵入创造了条件。所以，产妇应比平时更讲卫生，保持全身清洁，预防乳腺炎和子宫内膜炎。

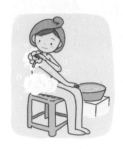

一般情况下，产妇身体健康，在产后一周就可以洗澡、洗头了，但必须坚持擦浴，不能洗盆浴，以免洗澡用过的脏水灌入生殖器而引起感染。及时地洗澡可使全身血液循环增强，加快新陈代谢，保持汗腺通畅，有利于体内代谢产物通过汗液排出。还可调节自主神经，恢复体力，解除疲劳。淋浴还可促进乳腺分泌乳汁，提高乳汁的质量。

同时，产妇在坐月子期间可以洗头。但需注意洗头时的水温要适宜，不要过凉，最好保持在37℃左右。洗完头后及时把头发擦干，或用吹风机吹干，用干毛巾包一下，避免受冷气吹袭，引起头痛。

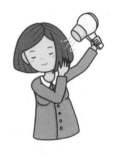

🌸 产妇宜常梳头

很多产妇在产后一段时间内不梳头，怕出现头痛、脱发等，其实这是错误的观点。梳头不仅是美容的需要，而且梳头可以去掉头发中的灰尘、污垢，还可刺激头皮，对头皮起到按摩作用，促进局部皮肤血液循环，以满足头发生长所需的营养物质，防止脱发、早白、发丝断裂、分权等。另外，梳头还可使人神清气爽，面貌焕然一新。

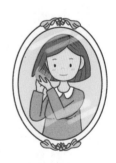

梳头应早晚进行，不要等到头发很乱，甚至打结了才梳，这样容易损伤头发和头皮。

顺产妈妈的呵护

选择不同分娩方式的妈妈及其家人应该根据分娩方式的特点及其对身体造成的伤害，采取有针对性的照料方法，这样产后妈妈才能恢复得更快，同时避免伤口损害加重，影响妈妈的健康。

◉ 观察是否产后出血

产后出血是自然分娩后最需要关注的问题。产后出血过多可导致休克、弥漫性血管内凝血，严重时甚至引起死亡，所以产妇分娩后仍需要在产房内留心观察。产妇如果出血量较多，要及时告知医生，请医生诊治。

◉ 会阴伤口的呵护

会阴位于尿道口、阴道口、肛门交汇的特殊位置，加上产后又有恶露通过，非常容易发生感染，使伤口难以愈合。

保持会阴清洁

每天用温开水冲洗两次；为防止伤口污染，每次便后要用消毒棉擦拭冲洗外阴，大便切忌由后往前擦，应该由前向后，并再次冲洗；注意勤换卫生护垫、避免浸透、浸湿伤口。

注意防止会阴裂开

在发生便秘时，不可摒气用力扩张会阴部，可用开塞露或液体石蜡润滑肛部，尤其是拆线的头2～3天，要避免做下蹲、用力的动作。

避免伤口发生红肿

在产后最初几天，产妇宜采用右侧卧位，促使伤口内的积血流出，以免内积形成血肿。如果伤口出现疼痛，要及时与医生联系，尽快处理。

剖宫产术妈妈的呵护

剖宫产术呈逐年上升的趋势，造成这种现象的原因是多方面的，除了孕妇自身的原因外，也不乏社会因素。剖宫产术对妈妈的身体伤害很大，如果再不注意呵护伤口的话，很可能会为妈妈的健康埋下巨大的隐患。

🌸 产后注意排尿

进行剖宫产时，为了手术方便，通常在术前要放置导尿管。而在术后24~48小时，膀胱肌肉恢复排尿功能，这时可以拔掉导尿管，拔掉后就要努力自行解尿，以免尿管停留时间过长而引起尿路细菌感染。

🌸 使用止痛药物

剖宫产术后麻醉药的作用逐渐消失，一般在术后数小时，伤口便开始剧烈疼痛。为了能够让产妇很好休息，可请医生在手术当天或当夜给用一些止痛药物。一般来讲，伤口的疼痛在3天后才会自行消失。

🌸 术后多翻身

剖宫产使用的麻醉药物可抑制肠蠕动，引起不同程度的肠胀气，因而产后容易发生腹胀。而产后多做翻身动作，可以促进麻痹的肠肌蠕动功能及早恢复，使肠道内的气体尽快排出。但是剖宫产后产妇身体比较虚弱，所以丈夫要帮助产妇，小心翻身。

🌸 卧床宜取半卧位

剖宫产术后的产妇身体恢复较慢，产后恶露不易排出，需要采取半卧位，并配合多翻身，才能促使恶露排出，避免恶露淤积在子宫腔内，引起感染而影响子宫复位，也利于子宫切口的愈合。

何时恢复性生活

爸爸们会在宝宝出生前后的几个月里备受缺乏性生活的煎熬，此时，他们如能识大体，理解并尊重妻子，便会发现他们和妻子之间的关系更加增进了，适时地等待也会让一个男人变得更成熟，成为一个真正的男人、丈夫和父亲。

◎ 不要过早开始性生活

月子期是产妇身体各个器官，尤其是生殖器官恢复到妊娠前状态的时期。在正常情况下，子宫一般要到产后4~6周才能恢复到妊娠前的状态。

若是恶露尚未干净，表明子宫还没有复原，假如这时开始性生活，就会把男性生殖器和产妇会阴部的细菌带入阴道，引起子宫或子宫附近组织的炎症，有时还可能引起腹膜炎或败血症，严重影响产妇的身体健康，甚至危及生命。

处于月子期的产妇必须经过仔细的产后检查，确认已恢复健康后，方能开始性生活。要特别注意的是，在还有恶露的情况下，要绝对禁止性生活。

最后，能不能恢复正常性生活，还要看产妇的心理准备情况。产后妈妈身心疲惫，在此期间性欲非常淡漠，做丈夫的切勿操之过急而鲁莽行事，以免对妻子造成身心伤害。

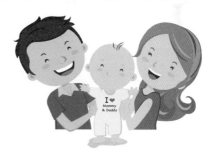

◎ 恢复性生活需注意

恢复性生活时，首先要采取避孕措施，其次还要注意性交时动作要轻柔，切忌粗暴。因为产妇机体内分泌尚未恢复到孕前状态，阴道上皮较薄，动作粗暴容易造成裂伤，甚至大出血。第一次性生活持续的时间不宜过久，丈夫要有耐心，"前戏"很重要，双方要怀宽容之心，互相谅解。

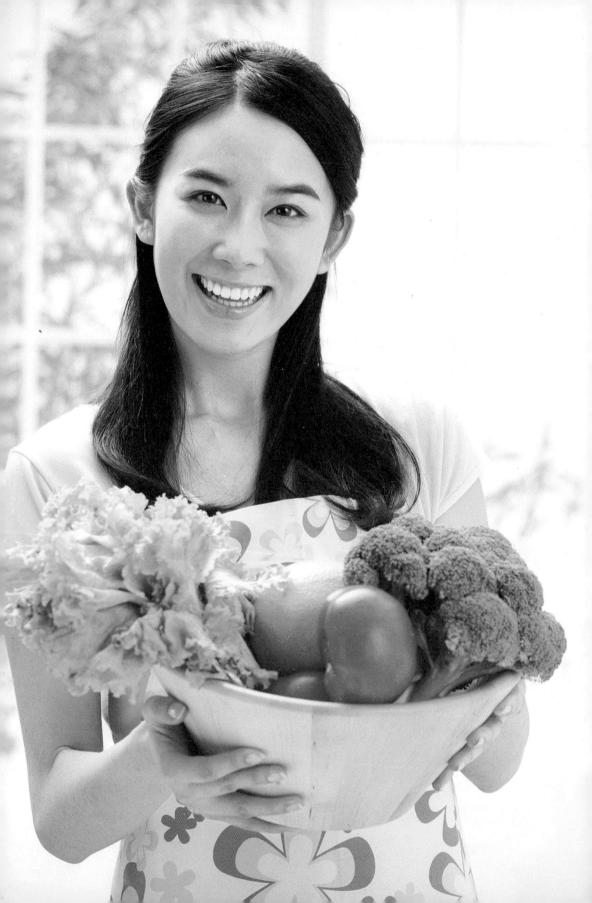

PART 3
月嫂掌厨，月子餐食谱推荐

　　月子期是产妇身体恢复和促进宝宝健康发育的重要时期，产妇的饮食调理应循序渐进，从活血化瘀、促进子宫收缩到增强体质、促进乳汁分泌等，一步都不可少。

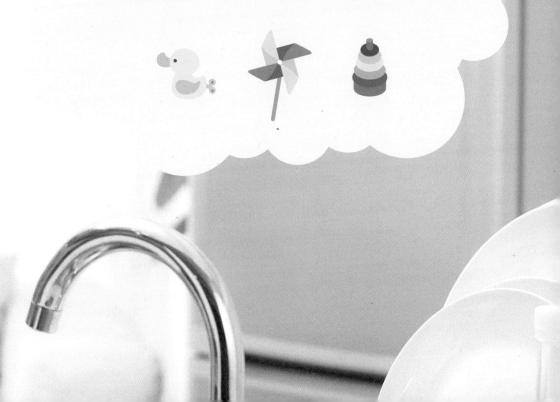

月子餐宜与忌

妈妈在分娩后身体变得异常虚弱，因此产后需要及时地通过食物补充能量，以尽快恢复身体健康，此外，产后妈妈还要承担起给新生儿哺乳的重任，妈妈的营养状况会直接影响到宝宝的发育、成长，因此产后的饮食需要给予重视。

🔥 饮食宜清淡

产后妈妈的饮食宜清淡，尤其在产后5~7天之内，应以米粥、软饭、蛋汤、蔬菜等为主，不要吃过于油腻之物，如鸡、猪蹄等。产后5天若胃的消化功能正常，可进补鱼、肉、鸡、猪蹄、排骨等食物。每日4~6餐，但不可进食过饱或过于油腻。

🔥 食材宜多元

产妇应注意荤素搭配，营养均衡，既要让自己的身体摄取足够的营养，又要避免营养过剩。应选择"温、热、平"性的食物，忌食"寒、生、冷"食物。

奶类：以温牛奶、低脂牛奶为佳，忌饮冷牛奶。需要注意的是产后的一周内忌食牛奶、豆浆、大量蔗糖等易引发胀气的食品。

豆类：豆类为极易胀气的食物，剖宫产妇在产后、排气前不宜食用。

五谷类：五谷类食物是热量的主要来源，可以多食用具有补铁效果的紫米等。

蔬菜类：适当进食富含膳食纤维的食物，如芹菜、胡萝卜等，可避免产妇因产后运动量减少而引起便秘。避免食用白萝卜、茄子等寒凉性蔬菜。

水果类：可选择具有解渴除烦、利尿通乳作用的水果。

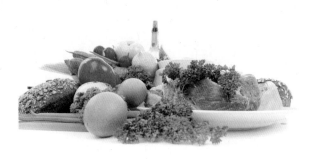

如奇异果、木瓜、橄榄等。

肉禽类：应适当进食肉禽类，以补充营养，如猪肉、牛肉、鸡肉等。

宜适当增加催乳食物

有的妈妈非常重视母乳喂养，唯恐奶水不足饿坏了宝宝，分娩后就迫不及待地开始喝汤，以为这样可以促进乳汁分泌。

喝汤没错，却操之过急。分娩后3日内，乳汁分泌并不十分多，乳腺管也没有完全通畅，如果大量喝汤水，刺激了乳汁分泌，就会全部堵在乳腺管里，容易引起乳腺炎。应该让宝宝先把乳腺管全部吮吸通畅，再配合不油腻的汤水，如鲫鱼汤、猪蹄汤等，这样才能促进乳汁分泌。

产后催奶饮食要因人而异

体质属性	体质特征	进补原则
气血两虚型	乳少或无，乳汁清稀，无胀痛感，神疲食少，心悸气短	可用猪脚、鲫鱼煮汤，加党参、北芪、当归、红枣等补气血药材
肝郁气滞型	乳汁不通，乳房胀硬疼痛，食欲减退，怕冷发热	可用鲫鱼、通草、丝瓜络煮汤
痰湿中阻型	产妇多肥胖或脾胃失调，眩晕，头重昏蒙，胸闷恶心	可多喝鲫鱼汤，少喝猪蹄汤和鸡汤
瘀血阻滞型	产妇表现为心烦意乱，可有皮肤粗糙不润，舌黯淡或有瘀斑点	可喝生化汤，以及猪脚姜（姜醋）、黄酒煮鸡、益母草煮鸡蛋

忌盲目滋补

分娩7天以后，妈妈的伤口已经愈合，此时适量服点人参，有助于妈妈的体力恢复。但也不可服用过多，人参服用过多则滋腻，会导致新妈妈上火或引起婴儿食热。

蛋白质的摄入量应根据人体对蛋白质的消化、吸收功能来计算。根据国家给出的孕妇、产妇营养标准，产妇每天仅需要蛋白质100克左右，因此，每天吃鸡蛋3~4个就足够了。

◉ 忌多吃红糖

红糖营养丰富，释放能量快，营养吸收利用率高，妈妈分娩后，元气大损，体质虚弱，吃些红糖有益气养血、健脾暖胃、驱散风寒、活血化淤的功效。但是，切不可因红糖益处多，就一味多吃。

过多饮用红糖水，不仅会损坏妈妈的牙齿，且红糖性温，产后妈妈若在夏季过多喝了红糖水，必定使出汗加速，使身体更加虚弱。此外，喝红糖水时应煮开后饮用，不要用开水一冲即用，因为红糖在贮藏、运输等过程中容易产生细菌，有可能引发疾病。

◉ 忌吃生、冷、寒凉的食物

产后妈妈脾胃功能尚未完全恢复，过于寒凉的食物会损伤脾胃，影响消化，且生冷之物易致瘀血滞留，可引起产后妈妈腹痛、产后恶露不绝等。

◉ 忌食用刺激性、易过敏食物

产后妈妈大量失血、出汗，同时组织间液也较多地进入血循环，故机体阴津明显不足，而辛辣燥热食物均会伤津耗液，使妈妈上火，口舌生疮，大便秘结或痔疮发作，而且会通过乳汁使婴儿内热加重。因此产后妈妈忌食韭菜、葱、大蒜、辣椒、胡椒、小茴香、酒等。

有时新生儿会有一些过敏的情况发生，产后妈妈不妨多观察宝宝皮肤上是否出现红疹，并评估自己的饮食，哺乳妈妈要避免食用任何可能会造成宝宝过敏的食物。尽量不吃容易导致过敏的食物，如橙子、洋葱等会引起宝宝拉肚子、胀气的食物。

月嫂指导

黄酒和料酒有活血化瘀的作用，有助于产后恶露的排出，所以分娩之后一周之内，产妇在膳食中可以适当加入一些料酒或黄酒。但不能食用过量，更不能长时间食用，否则不但会让产妇上火，而且酒精还会通过乳汁影响到宝宝的发育，更会导致产妇恶露不绝。

产后初期吃什么

妈妈在分娩时损耗了大量热量，身体十分虚弱，且分娩过程中出汗较多，体表的水分挥发也大于平时，因此产后应适当补充妈妈的水分。有些家庭可能这时候会为妈妈煲一锅好汤，以满足妈妈的需要，殊不知，这是不应当的。

妈妈刚生产完，身体仍处于极度虚弱的状态，同时肠胃的蠕动较差，食物的消化与营养吸收功能尚未恢复，此时不宜立刻进补，否则体内的恶露尚未排尽，新的又来，容易延长恶露排出时间。因此，产后妈妈只需在正常饮食的基础上适量增加汤汁即可。

分娩后应食用流食一天，但忌食用牛奶、豆浆、大量蔗糖等胀气食品，情况好转后改用半流食1~2天，再转为普通膳食。个别产后妈妈有排气慢或身体不适症状，可多吃1~2天半流食。我国民间有产后喝红糖水、喝小米粥、吃煮鸡蛋的习俗，这是很合理的。因为妈妈在分娩过程中失血很多，需要补充造血的重要物质铁和蛋白质。红糖含铁量很高；鸡蛋含有很高的蛋白质，但要注意的是，食用的鸡蛋量以3~4个为宜，不要吃过多鸡蛋，以免增加肾脏的负担。

第一餐可以适量进食热量比较高、易消化的半流质食物，如红糖水、藕粉、鸡蛋羹、蛋花汤等；第二餐可以正常膳食。有些肠胃功能不好的妈妈在分娩的第一天可食用比较清淡、稀软、易消化的食物，如糕点、面片、挂面、馄饨、粥及煮烂的肉菜，然后再正常膳食。

产后的饮食调理要按身体的恢复状况来进行。如第一周以排出恶露为主，第二周以补血养胃为主，第三周才是真正可以进补的时期。若进补时间错了，产后妈妈会因为无法吸收营养而累积在体内，造成代谢失调，导致有的妈妈出现产后肥胖症，有的妈妈则瘦弱无力。

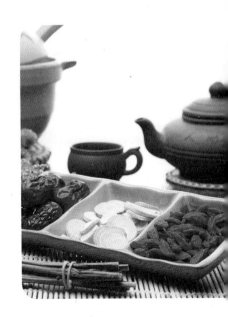

第1周 排出恶露为主

中国民间流传着这种说法："产前一团火，产后一块冰。"这是由于新生儿和胎盘的娩出，产后妈妈体内激素水平大大下降，体质从内热变成了虚寒。产后妈妈这种生理变化，决定了产后第一周的饮食调理要以"排"为主。

此外，产后不宜立即进步老母鸡汤、肉。产后妈妈分娩后，血中雌激素和孕激素浓度大大下降，这时泌乳素开始发挥作用，促进乳汁分泌。而母鸡的卵巢、蛋衣中含有一定的雌激素，若产后过早食用母鸡，就会增强产后妈妈血液中的雌激素，使泌乳素的作用减弱甚至消失，从而导致乳汁不足甚至无奶。并且母鸡汤太油腻，新生儿肠胃功能发育还不完善，吃了油脂过多的母乳会导致拉肚子。当然，产后10天以后，在妈妈在乳汁比较充足的情况下，还是可以吃母鸡来增加营养，增强体质。

虾仁豆腐

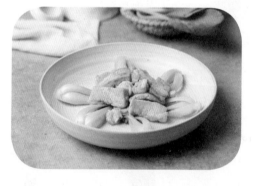

营养功效

虾仁豆腐富含蛋白质和钙，易于消化，能给产后妈妈提供丰富的营养，也有利于通乳。

材料 虾仁100克，豆腐250克，葱花、姜末各少许

调料 食盐、酱油、料酒、淀粉各适量

做法

1 将虾仁洗净腌渍；将上海青洗净对半切开；将豆腐洗净切条块。

2 锅中注水烧开，将虾仁、上海青余水；起锅热油，炸豆腐块至金黄色，捞出。

3 炒锅热油，用旺火快炒虾仁，放入豆腐丁搅炒，加入食盐调味即可。

海参豆腐汤

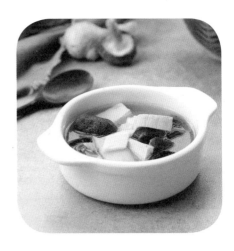

材料 海参100克，豆腐150克，冬笋、黄瓜各30克

调料 黑芝麻油（麻油）1大匙，生抽、食盐各1小匙

做法

1 将海参去内脏，洗净，切段；豆腐洗净，切片；黄瓜洗净，切菱形片；冬笋洗净，切片，备用。

2 煮锅中放豆腐片、海参片、冬笋片，加适量水烧开。

3 转小火煮5分钟，加生抽、食盐调味，放黄瓜片，淋麻油即可。

营养功效

海参的蛋白质含量很高，而且几乎不含胆固醇，不会增加心血管的患病几率。

核桃蒸蛋羹

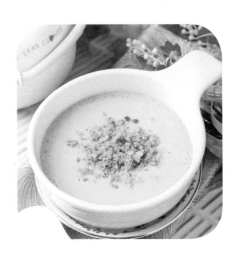

材料 鸡蛋2个，核桃仁3个

调料 红糖15克，黄酒5毫升

做法

1 往碗中倒入温水，放入红糖，搅拌至溶化。

2 备一空碗，打入鸡蛋，打散至起泡，加入黄酒，倒入红糖水，搅拌均匀，待用。

3 蒸锅中注水烧开，揭盖，放入处理好的蛋液，盖上盖，用中火蒸8分钟。

4 揭盖，取出正好的蛋羹，撒上打碎的核桃末即可。

营养功效

核桃能活血祛瘀，可以促进产后子宫收缩、帮助恶露排出；富含脂肪油，可以润肠通便。

产后第二周，产后妈妈的机体内脏逐渐归位，骨盆也开始收缩，向孕前状态慢慢靠近。产后妈妈的身体通过上一周的调理已基本完成排出废物的任务，现在要开始适当地进行调整了，简单地说，就是缺什么补什么。

如果生产时失血过多，就多吃补血的食物，增加钙、铁的摄取，如红色蔬菜、动物内脏等。若时不时地腰酸腿痛，就多吃些强腰补肾的食物，如猪腰、牛膝、枸杞、山药等。如果产后妈妈多受便秘的困扰，则可以多吃蔬菜，蔬菜中的纤维素不仅可以帮助产后妈妈促进食欲，防止产后便秘的发生，还能吸收肠道中的有害物质，促进毒素排出。

杏仁西芹炒虾仁

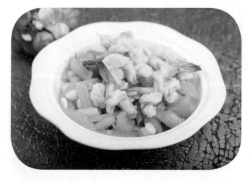

营养功效

西芹具有利尿消肿、增进食欲的作用，且富含膳食纤维，多吃可预防产后妈妈便秘。

材料　甜杏仁50克，西芹300克，虾仁90克，葱段10克，姜末3克

调料　盐3克，鸡粉2克，料酒3毫升，水淀粉4毫升，食用油10毫升

做法

1　杏仁洗净；西芹洗净切段；虾仁洗净装碗中，腌渍约10分钟，至其入味。

2　锅中注水烧开，分别倒入杏仁、西芹段，焯煮约1分30秒，捞出沥干备用。

3　用油起锅，倒入备好的食材，加入料酒、盐、鸡粉、水淀粉炒匀调味即可。

小白菜牛肉末

材料　牛肉100克，小白菜160克

调料　盐少许，白糖3克，番茄酱15克，料酒、水淀粉、食用油各适量

做法

1　小白菜洗净切段；牛肉洗净切碎，剁成肉末。

2　锅中注水烧开，放入小白菜，焯水后装盘。

3　用油起锅，倒入牛肉末，炒匀，淋入料酒，炒香，倒入适量高汤。

4　加入番茄酱、盐、白糖、水淀粉，拌匀调味，盛在装好盘的小白菜上。

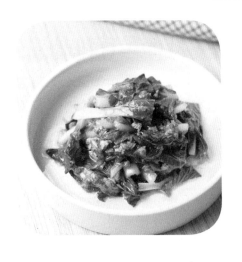

营养功效

牛肉含丰富的B族维生素和铁元素，可补充血气，适合产后贫血、眩晕的妈妈食用。

桑寄生炖猪腰

材料　桑寄生10克，猪腰200克，姜片、葱段各少许

调料　盐2克，鸡粉2克，料酒7毫升

做法

1　洗净的猪腰对半切开，切去白色筋膜，再切上网格花刀，备用。

2　砂锅中注入适量清水，用大火烧热。

3　倒入备好的桑寄生、姜片、葱段、猪腰，淋入少许料酒，搅拌均匀。

4　烧开后转小火煮半小时至食材熟软。

5　加入少许盐、鸡粉，搅匀调味即可。

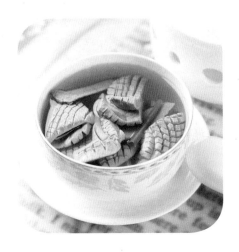

营养功效

猪腰有强化肾脏、促进新陈代谢、恢复子宫机能、治疗腰酸背痛的作用。

杜仲黑豆排骨汤

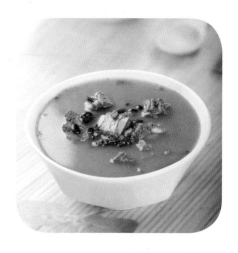

材料 排骨600克，杜仲10克，水发黑豆100克，姜片、葱花少许

调料 料酒10毫升，盐3克，鸡粉2克

做法

1 锅中清水烧开，倒入洗净的排骨，汆去血水，捞出备用。

2 砂锅清水烧开，放入杜仲、姜片、黑豆、排骨，搅拌匀，淋入料酒，搅拌片刻，烧开后小火炖1小时。

3 放入少许盐、鸡粉，拌匀调味；关火后将汤料盛入碗中，撒上葱花即成。

营养功效

黑豆含有丰富的植物性蛋白质及维生素，对腹部和身体肌肉松弛有改善功效。

小米鸡蛋粥

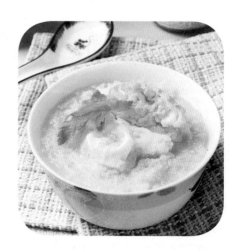

材料 小米300克，鸡蛋40克

调料 盐适量，食用油适量

做法

1 砂锅中注入适量的清水，大火烧热。

2 倒入备好的小米，搅拌片刻，烧开后转小火煮20分钟至熟软。

3 掀开锅盖，加入适量盐、食用油，搅匀调味。

4 打入鸡蛋，小火煮2分钟，关火，将煮好的粥盛出装入碗中。

营养功效

小米中铁、B 族维生素的含量比大米高，且小米最能养胃，对脾胃虚弱的产后妈妈很有帮助。

蜜枣桂圆茶

材料 红枣、桂圆肉各30克，姜片35克

做法

1 砂锅中注入适量清水烧开。

2 放入备好的红枣、桂圆肉、姜片。

3 盖上盖，用小火煮约20分钟至食材熟透，揭开盖，搅拌均匀。

4 关火后盛出装入碗中即可。

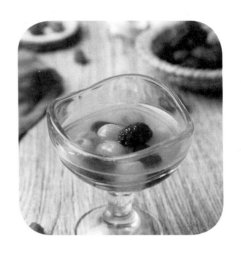

营养功效

本品具有补心养血，健脾益肾之功效，适合病后或产后体虚及由于脾虚所致贫血的妈妈食用。

黑芝麻豆浆

材料 黑芝麻30克，水发黑豆45克

做法

1 把洗好的黑芝麻、黑豆倒入豆浆机中，注水至水位线。

2 启动豆浆机，开始打浆。

3 把煮好的豆浆倒入滤网，滤取豆浆。

4 倒入碗中，用汤匙撇去浮沫即可。

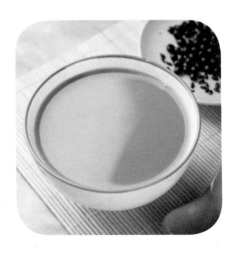

营养功效

芝麻富含蛋白质、脂肪、钙、铁、维生素 E 等营养素，多吃可预防钙质的流失及便秘。

第3周 滋补营养阶段

产后妈妈坐月子进入第三周后，恶露已基本排尽，此时是进补的最佳时机。

根据我国的传统习俗，大多数人会多给产后妈妈食用鸡蛋、鸡汤、鱼汤、肉汤等食品，这是符合营养原则的，如果这些食品能够调配适当，可以满足产后妈妈的每日营养需求量。

哺乳的产后妈妈在饮食方面，除了要摄入有益身体恢复的食物外，还要兼顾宝宝的营养。妈妈的饮食须根据宝宝的需要而做出相应的调整，在选择食物时，要做到品种多样、数量充足、营养全面，以保证宝宝与产后妈妈的身体健康。

如果产后妈妈担心母乳不够，这时完全可以开始吃催奶食物了，如鲫鱼汤、猪蹄汤、排骨汤、黑鱼汤等都是很好的催奶汤品。

黄豆焖鸡翅

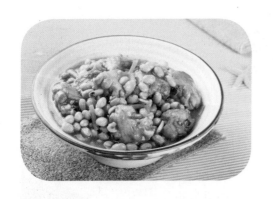

营养功效

豆焖鸡翅非常利于产后滋补，对产后体弱乏力、脾胃虚弱、乳汁缺乏有很好的食疗作用。

材料 黄豆50克，水发海带50克，胡萝卜条50克，鸡翅4个，葱、姜各适量

调料 黑芝麻油15毫升，食盐适量

做法

1 黄豆、海带加葱、姜和调料煮熟备用，鸡翅用姜汁、食盐、葱等腌渍入味。

2 炒锅加黑芝麻油，烧至八成热，放入腌好的鸡翅，翻炒至变色，加其他原料及适量汤，转小火一同焖至汁浓即成。

清蒸鲈鱼

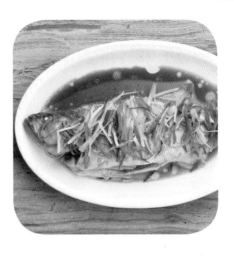

材料 鲈鱼400克，葱10克，红椒15克，葱白、姜丝、姜片各少许

调料 豉油30毫升，食用油、胡椒粉各适量

做法

1 将洗净的鲈鱼背部切开；葱洗净切丝；红椒洗净切丝。

2 将鲈鱼放入盘中，放上姜片、葱白，放入蒸锅中；大火蒸7分钟。

3 挑去姜片和葱白，再撒上姜丝、葱丝、红椒丝和适量胡椒粉。

4 锅中热油，把热油浇在鲈鱼上；再加豉油烧开，将豉油浇入盘底即可。

营养功效

鲈鱼肉质细嫩、营养丰富，对产后少乳、术后伤口难愈合等有很好的食疗作用。

番茄炖牛肉

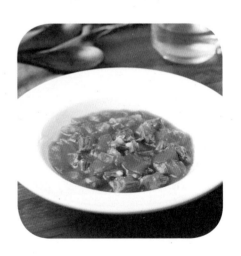

材料 牛肉150克，番茄150克，葱花、姜末各适量

调料 黑芝麻油（麻油）15毫升，食盐、酱油各适量

做法

1 将牛肉、番茄切成块。

2 锅内倒入黑芝麻油，放入牛肉块、酱油，炒至变色；放入葱花、姜末、食盐，拌炒。

3 加米酒水或饮用水浸过牛肉，煮开后放入番茄块，炖烂即可。

营养功效

牛肉适合气短体虚、筋骨酸软、贫血的产后妈妈，可以消除水肿，改善腰膝酸软等状况。

莲藕排骨汤

材料 去皮莲藕200克，水发薏米150克，排骨块300克，姜片少许

调料 盐2克

做法

1 洗净的去皮莲藕切块；排骨块氽水，沥干备用。

2 砂锅中注入适量清水，倒入排骨块、莲藕、薏米、姜片，拌匀。

3 加盖，大火煮开转小火煮3小时至析出有效成分。

4 揭盖，加入盐，搅拌至入味即可。

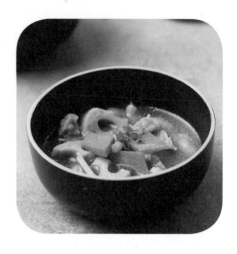

营养功效

排骨含大量磷酸钙、骨胶等，可为产后新妈妈提供钙质，以预防骨质疏松症。

红枣当归猪皮汤

材料 猪皮150克，当归、桂圆、红枣各少许

调料 盐2克

做法

1 洗好的猪皮刮去油脂，再切成段。

2 锅中注清水烧开，倒入猪皮，搅匀，煮至变色，捞出沥干水分，待用。

3 砂锅中注水烧热，倒入备好的当归、桂圆肉、红枣，放入猪皮。

4 盖上锅盖，烧开后用小火煮约40分钟至熟；放入适量盐，搅匀调味即可。

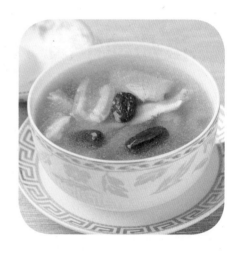

营养功效

猪皮含有大量的胶原蛋白，能增加肌肤弹性，还具有催乳的功效，适合产妇食用。

乌鸡山药汤

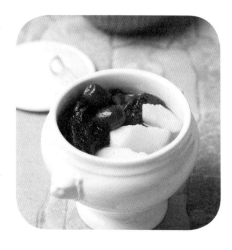

材料 乌鸡300克，山药100克，红枣4克，姜片少许

调料 盐、鸡粉、料酒各适量

做法

1 将已去皮洗净的山药切块；乌鸡洗净，斩成块。

2 锅中注清水烧开，倒入乌鸡块余水。

3 锅中另加清水烧开，放入姜片、红枣，倒入乌鸡块。

4 加入山药、料酒煮沸后调小火炖约1小时；加入盐、鸡粉拌匀调味，略煮片刻即可。

营养功效

乌鸡具有滋阴补肾、益气补血、添精益肝的作用，对产后贫血者有补血、促进康复的食疗作用。

猴头菇鸡汤

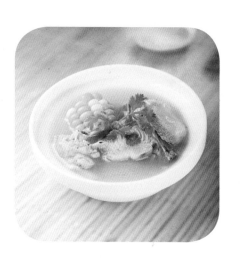

材料 水发猴头菇70克，猪骨100克，鸡腿块100克，姜片30克，红枣20克，枸杞10克

调料 盐2克，料酒10毫升

做法

1 猴头菇切块；猪骨、鸡腿块、猴头菇焯水。

2 砂锅清水烧开，倒入焯过水的食材，加料酒和姜片，烧开后转小火煮40分钟，至食材熟软。

3 加入红枣，小火煮至全部食材熟透，放入盐、枸杞，搅拌至入味即可。

营养功效

此药膳汤具有健脾益胃、补肾益精之功效，适合产后缺乳、食欲不振的产妇食用。

牛奶鲫鱼汤

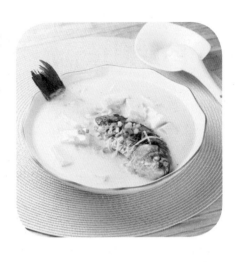

材料　净鲫鱼400克，豆腐200克，牛奶90毫升，姜丝、葱花少许

调料　盐2克，鸡粉少许

做法

1　豆腐切小方块；鲫鱼小火煎至两面断生，盛出待用。

2　锅中注清水烧开，撒上姜丝，放入鲫鱼、鸡粉、盐，中火煮约3分钟，至鱼肉熟软。

3　放入豆腐块、牛奶，轻轻搅匀，小火煮约2分钟，至豆腐入味。

4　关火后盛出鲫鱼汤，撒上葱花即可。

营养功效

鲫鱼含有丰富的蛋白质、氨基酸，具有健脾开胃、益气利水、通乳除湿之功效。

 ## 蔬菜三文鱼粥

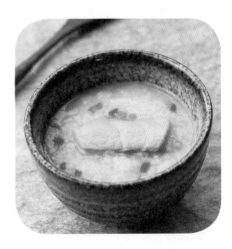

材料　三文鱼120克，胡萝卜50克，芹菜20克

调料　盐3克，鸡粉3克，水淀粉3克，食用油适量

做法

1　将芹菜洗净切粒；胡萝卜去皮后洗净切粒。

2　将洗好的三文鱼切成片，放入调料腌渍15分钟。

3　砂锅注水烧开，倒入水发大米，加食用油，搅拌匀，慢火煲30分钟。

4　倒入胡萝卜粒，慢火煮5分钟；加入三文鱼、芹菜煮沸；加调料调味即可。

营养功效

三文鱼含有蛋白质、不饱和脂肪酸、维生素D等，适合产后缺乳及身体虚弱的产妇食用。

西红柿鸡蛋面

材料　碱水面100克，西红柿150克，上海青100克，鸡蛋1个，葱花少许

调料　上汤250毫升，盐8克，白糖3克，鸡粉2克，水淀粉、食用油各适量

做法

1　上海青洗净切瓣，焯水捞出；西红柿洗净切块；鸡蛋打入碗中，拌匀。

2　把面条放入沸水锅中，煮好捞出。将上汤煮沸，加调料调味，倒在面上。

3　用油起锅，倒入蛋液，翻炒；倒入西红柿，加调料炒匀，撒上葱花即可。

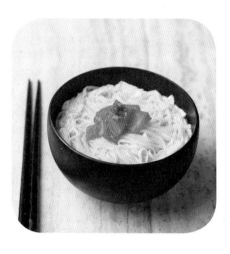

营养功效

鸡蛋的营养价值很高，蛋白质丰富且吸收利用率最高，能补充产后妈妈的营养能量。

红枣花生豆浆

材料　水发红豆45克，花生米50克，去核红枣10克

调料　白糖10克

做法

1　将浸泡4小时的红豆倒入碗中，放入花生米、清水，搓洗干净。

2　把红豆、花生、红枣、清水加入豆浆机，打成豆浆。

3　滤取豆浆，加白糖搅匀，用汤匙捞去浮沫，稍微放凉即可饮用。

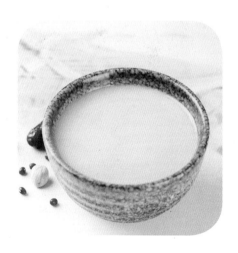

营养功效

此品具有滋补气血、养血通乳之功效，对产后乳汁不足有很好的疗效，适合缺乳的产妇食用。

到了第四周，产后妈妈身体的各个器官都在逐渐恢复到孕前状态，需要更多的营养来帮助运转，以尽快提升元气。体质不同，产后进补也要辨证论治。

体质属性	阳虚体质	阴虚体质	平和体质
体质特征	面色苍白，经常会怕冷或四肢冰冷，口淡不渴，大便稀软，总有尿频的现象，痰涎清，涕清稀，舌苔白，平常容易感冒	面红目赤，怕热，四肢或手足心热，经常口干或口苦，大便干硬或便秘，尿量黄赤、味臭，易生口疮，皮肤易长痘疮或痔疮等症	不热不寒，不特别口干，身体状况良好
进补原则	以温补的食物或药膳来促进血液循环；烹饪方式忌过于油腻，避免消化不良	减少辛辣刺激性食物的摄入；不宜食用荔枝、龙眼等温热性食物	饮食上可灵活搭配，食补与药补交叉，若出现口干、牙龈肿痛等上火的症状，则建议多食补，暂停药膳

葫芦瓜炖鸡

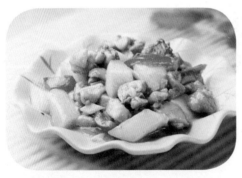

营养功效

此菜具有温中健脾、益气养血、补肾益精之功效，适合产后体虚、乏力的产妇食用。

材料 鸡腿220克，葫芦瓜200克，彩椒40克，蒜末、姜片、葱段各少许

调料 料酒20毫升，生抽8毫升，蚝油10克，水淀粉2毫升，盐、鸡粉、食用油各适量

做法

1 葫芦瓜去皮切丁；彩椒切丁；鸡腿斩块，汆水。

2 用油起锅，放姜片、蒜末、葱段、鸡腿肉、料酒、生抽、蚝油、清水、盐、鸡粉，炒匀，焖2分钟；倒入葫芦瓜、彩椒，焖3分钟，水淀粉炒匀即成。

桂圆红枣银耳炖鸡蛋

材料 水发银耳50克，桂圆肉20克，红枣30克，熟鸡蛋1个

调料 冰糖适量

做法

1 锅中注入适量清水烧开。

2 放入熟鸡蛋，再加入洗好的银耳、桂圆肉、红枣。

3 搅拌片刻，盖上锅盖，烧开后用大火煮20分钟至食材熟透。

4 揭开锅盖，加入备好的冰糖。

5 搅拌片刻，至冰糖完全溶化即可。

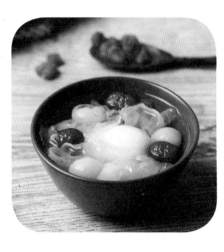

营养功效

鸡蛋含有蛋白质、卵磷脂、钙、磷、铁、维生素，具有补气益肾、滋阴润燥等功效。

党参莲子汤

材料 水发莲子100克，水发陈皮40克，党参30克

调料 红糖适量

做法

1 砂锅中注水烧热，倒入备好的党参、莲子、陈皮。

2 盖上锅盖，烧开后用小火煮约60分钟至熬出药材中的有效成分。

3 揭开锅盖，放入适量红糖，搅匀调味，关火后盛出煮好的汤料，装入碗中即可。

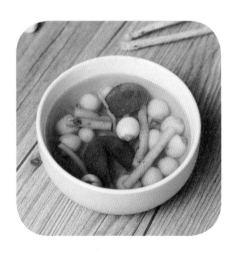

营养功效

党参含有多种糖类、酚类、挥发油、皂苷、生物碱等成分，具有补中益气之功效。

红枣竹笋汤

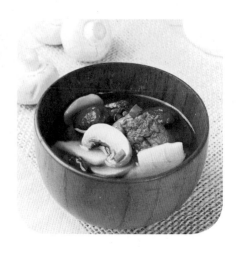

材料 竹笋90克，水发姬松茸70克，红枣3颗，口蘑70克，葱花少许

调料 盐2克，鸡粉2克，芝麻油适量

做法

1 处理好的竹笋、口蘑切成片；姬松茸切去蒂，撕成小块。

2 锅中注水烧开，倒入竹笋片、口蘑片、姬松茸，余水。

3 锅中注水烧开，倒入余好的食材、红枣，大火煮开转小火煮10分钟至熟。

4 加入盐、鸡粉、芝麻油搅拌，撒上葱花即可。

营养功效

红枣中所含的糖类、脂肪、蛋白质是保护肝脏的营养剂，能提升身体的元气，增强免疫力。

当归黄芪牛肉汤

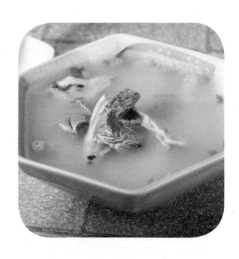

材料 牛肉240克，当归、黄芪各7克，姜片、葱花各少许

调料 盐、鸡粉各2克，料酒10毫升

做法

1 牛肉洗净切丁，倒入沸水锅中余水，捞出沥干备用。

2 砂锅中注清水烧开，倒入牛肉丁、姜片，放入洗净的当归、黄芪，再淋入料酒，煮沸后用小火煮约60分钟。

3 加少许盐、鸡粉调味，用中火续煮片刻，至汤汁入味。

4 关火后盛入碗中，撒上葱花即成。

营养功效

黄芪含有氨基酸、皂苷、蔗糖、黄芪多糖、胆碱等成分，具有增强免疫力、补气固表等功效。

豆腐白玉菇扇贝汤

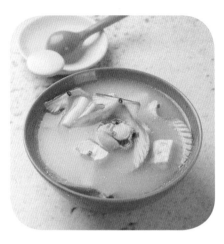

材料 豆腐块30克，白玉菇段30克，扇贝40克，姜片、葱花各少许

调料 盐2克，鸡粉2克，胡椒粉、食用油适量

做法

1 锅中注清水烧开，放入豆腐块，煮2分钟，捞出备用。

2 另起锅注水烧开，依次倒入白玉菇、扇贝、姜片、豆腐，搅匀。

3 加适量的食用油，煮5分钟至食材熟透；加入鸡粉、胡椒粉、盐，搅拌均匀；盛入碗中，撒上葱花即可。

营养功效

扇贝含有蛋白质、维生素A、维生素E及有造血作用的微量元素，有调补气血的作用。

糯米山药粥

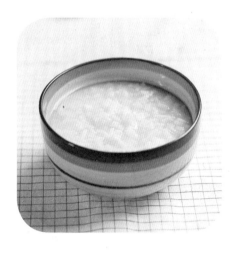

材料 水发糯米150克，山药80克

做法

1 洗净去皮的山药切丁。

2 砂锅中注水烧开，倒入洗净的糯米、山药，搅拌片刻。

3 盖上盖，烧开后转小火煮约半小时，至食材熟透。

4 关火后盛入碗中即可。

营养功效

糯米为温补强壮食品，具有补中益气、健脾养胃、止虚汗等功效，适合产后虚弱的妈妈食用。

　　每个产后妈妈的身体状况都不一样，因此，最合理的饮食，就是根据身体的需要来进行针对性的调养。在本周，妈妈们可以根据自身的需要，选择适当的食材来进行食补。

　　缓解产后抑郁的食物：干贝具有稳定情绪的作用；猪心有宁心安神之功效。

　　改善肌肉松弛的食物：黑豆含有丰富的植物性蛋白质及维生素 A、维生素C、B 族维生素，对腹部和身体肌肉松弛者有改善功效。

　　产后妈妈需要添加一定量的健脑食品，以保证为新生儿大脑发育提供充足的营养：动物脑、肝、血；鱼虾、鸡蛋、牛奶；豆芽、豆腐等豆类及各类豆制品；芝麻、核桃、松仁；胡萝卜、菠菜、金针菇、黄花菜等。

黄花菜拌海带丝

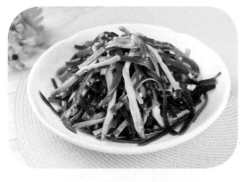

营养功效

本品具有消炎散结、利水消肿之功效，适合产后并发乳腺炎伴发热的患者食用。

材料　水发黄花菜100克，水发海带80克，彩椒50克，蒜末、葱花各少许

调料　盐3克，鸡粉2克，生抽4毫升，白醋5毫升，陈醋8毫升，芝麻油少许

做法

1　彩椒、海带切粗丝；海带丝、黄花菜、彩椒丝汆水备用。

2　把焯煮熟的食材装入碗中，加蒜末、葱花、盐、鸡粉、生抽、芝麻油、陈醋，搅拌入味；取一个干净的盘子，盛入菜肴，摆好盘即成。

草菇西蓝花

材料 草菇90克，西蓝花200克，胡萝卜片、姜末、蒜末、葱段各少许

调料 料酒8毫升，蚝油8克，盐2克，鸡粉2克，水淀粉、食用油各适量

做法

1 将洗净的草菇、西蓝花切小块，焯水，捞出，将西蓝花摆入盘中；草菇备用。

2 用油起锅，放入胡萝卜片、姜末、蒜末、葱段，爆香；倒入草菇，翻炒匀，加入料酒、蚝油、盐、鸡粉，炒匀，倒入水淀粉，炒匀；将草菇盛入盘中即可。

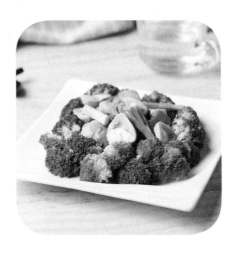

营养功效

西蓝花能增强肝脏的解毒能力，提高免疫力，适合产后体虚、免疫力低下者食用。

鸭胗炒上海青

材料 卤鸭胗120克，上海青150克

调料 盐、鸡粉各2克，水淀粉、料酒各少许，食用油适量

做法

1 洗净的上海青切开，再切成小瓣；将卤鸭胗切成小块。

2 锅中注清水烧开，放入上海青，焯水捞出沥干，待用。

3 用油起锅，倒入鸭胗，炒匀，淋入少许料酒，炒香，倒入上海青，用大火快炒，加入盐、鸡粉，淋入适量水淀粉，炒匀炒透，至食材入味即可。

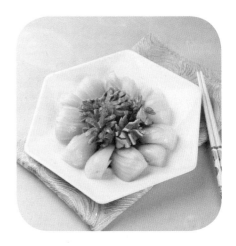

营养功效

上海青含有蛋白质、粗纤维、维生素B₂、维生素C等营养成分，可以保持血管弹性，改善便秘。

木瓜银耳汤

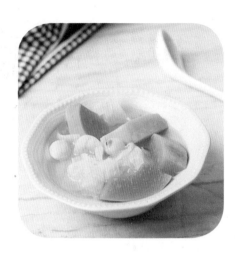

材料 木瓜200克，枸杞30克，水发莲子65克，水发银耳95克

调料 冰糖40克

做法

1 洗净的木瓜切块，待用。

2 砂锅注水烧开，倒入切好的木瓜，放入洗净泡好的银耳、莲子，搅匀。

3 加盖，用大火煮开后转小火续煮30分钟至食材变软，倒入枸杞。

4 放入冰糖，拌匀，续煮10分钟至食材熟软入味。

营养功效

本品具有营养丰富、美容丰胸之功效，可以促进乳腺激素分泌，适合产后缺乳的妈妈们食用。

菠菜蛋汤

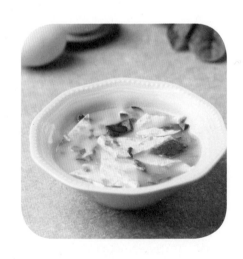

材料 鸡蛋2个，菠菜、黑木耳各10克，胡萝卜25克，葱花适量，鲜汤800毫升

调料 黑芝麻油（麻油）25毫升，食盐少量

做法

1 鸡蛋打散；菠菜、胡萝卜、黑木耳切小片。

2 炒锅内加入黑芝麻油烧热，倒入蛋液，煎至金黄色时取出，切片待用。

3 原锅里倒入鲜汤，放入胡萝卜片、黑木耳片、鸡蛋片，大火烧约10分钟。

4 加食盐调味，撒入菠菜片，烧沸后撒上葱花即可。

营养功效

菠菜可以帮助产后新妈妈补充铁，特别适合气血虚弱、贫血、便秘的产后妈妈。

木瓜花生鸡爪汤

材料　花生米100克，木瓜块200克，鸡爪 100克，姜片、香菜各少许，高汤适量

调料　鸡粉2克，盐2克，料酒适量

做法

1　锅中注水烧开，放入鸡爪余水，捞起 后过冷水，再盛入盘中待用。

2　另起锅，注入适量高汤烧开，加入鸡 爪、花生米、木瓜块、姜片，拌匀。

3　盖上锅盖，调至大火，等煮开后调至 中火，炖3小时至食材煮熟。

4　揭开锅盖，加入鸡粉、盐，搅拌至食 材入味；盛出撒上香菜即可。

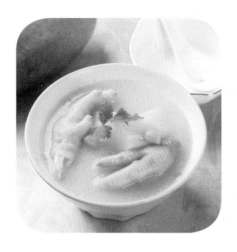

营养功效

花生米含有蛋白质、硫胺素、核 黄素和多种矿物质，有促进脑细 胞发育、增强记忆力等功效。

菊花金银花粥

材料　水发大米100克，金银花3克，菊花5克

调料　盐少许

做法

1　砂锅中注水烧开，倒入洗净的大米， 搅拌匀。

2　撒上洗净的菊花、金银花，轻轻搅拌 一会儿，使材料散开。

3　盖上盖，烧开后用小火煲煮约30分 钟，至米粒熟软。

4　取下盖子，加入少许盐，拌匀调味， 转中火拌煮片刻，至米粥入味即可。

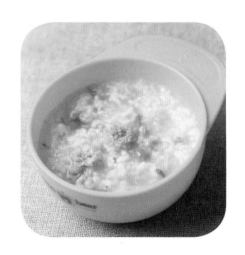

营养功效

本品具有清热解毒、利水消炎之 功效，尤其适合产后乳腺炎的患 者饮用。

到了本周，产后妈妈的身体已经基本恢复，而且开始考虑工作外出等事宜，故这时候妈妈们便要在瘦身美颜上下功夫了。

维生素B1，也被称作"美容的维生素"，维生素B_1的食物来源主要为葵花子仁、花生、大豆粉、瘦猪肉；其次是粗粮、小麦粉、玉米、小米、大米等谷类食物；在动物内脏如猪肾、猪心、猪肝，蛋类如鸡蛋、鸭蛋，绿叶菜如芹菜叶、莴笋叶中，维生素B_1的含量也较高。

维生素C与美容有着密切的关系。产后妈妈分娩后容易长黑斑、雀斑，为了防患于未然，应多吃些维生素C含量丰富的食品。富含维生素 C 的鲜果有猕猴桃、枣类、橙子等。蔬菜中的苋菜、花椰菜、西红柿等也是维生素C含量较多的食物。

 草菇花菜炒肉丝

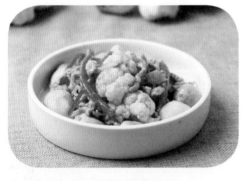

营养功效

草菇富含维生素C，能促进新陈代谢，增强抗病能力，产妇食用后可提高免疫力。

材料　草菇70克，彩椒20克，花菜180克，猪瘦肉240克，姜片、蒜末、葱段各少许

调料　盐3克，生抽4毫升，料酒8毫升，蚝油、水淀粉、食用油各适量

做法

1　草菇洗净对半切开，彩椒洗净切丝，花菜洗净切小朵，分别将草菇、花菜、彩椒丝焯水，捞出沥干备用。

2　猪瘦肉洗净切丝，加调料腌渍10分钟；锅中热油，倒入肉丝，炒至变色，放入姜片、蒜末、葱段，倒入焯过水的食材，翻炒，加调料炒至食材入味即可。

枸杞花生烧豆腐

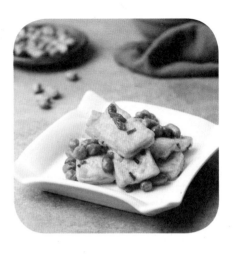

材料 豆腐300克，花生仁30克，枸杞子10克，葱花少许、油适量

调料 食盐1小匙，水淀粉2小匙

做法

1 将豆腐洗净，切大块，下入油锅炸成金黄色；花生仁炸熟备用。

2 锅中放油烧热，煸香葱花，放豆腐块、枸杞子和适量水，煮10分钟，放食盐，勾芡后放花生仁炒匀，出锅撒上葱花即可。

营养功效

枸杞子具有抗疲劳、降血压、美白养颜的功效；花生具有抗老化、滋润皮肤的功效。

银鱼干炒苋菜

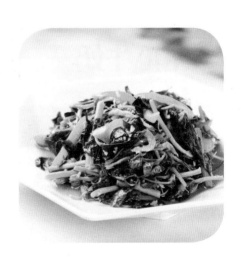

材料 苋菜200克，彩椒45克，水发银鱼干60克，蒜末少许

调料 盐2克，鸡粉2克，料酒4毫升，食用油适量

做法

1 彩椒切丝，苋菜切段。

2 用油起锅，放入蒜末、银鱼干、彩椒丝，快速翻炒片刻。

3 淋入料酒，倒入苋菜，翻炒片刻，至其变软；转小火，加入盐、鸡粉，翻炒至食材入味；关火后盛出炒好的食材，装入盘中即成。

营养功效

本品具有清热利湿，促进排毒、防止便秘之功效，适合产后肥胖的妈妈食用。

红枣山药炖猪蹄

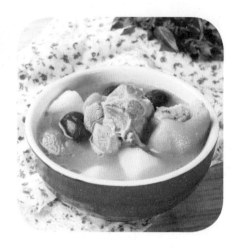

材料 猪蹄230克，红枣30克，去皮山药80克，姜片少许

调料 盐、鸡粉各1克，胡椒粉2克，料酒5毫升，冰糖15克

做法

1 洗好的山药切块；沸水锅中倒入猪蹄氽水，沥干备用。

2 砂锅中倒入猪蹄，放入冰糖、清水。

3 用大火煮开后倒入洗净的红枣，放入姜片，再次煮开后转小火炖30分钟；倒入山药，搅匀，煮开后转小火炖60分钟，加入调料调味即可。

营养功效

猪蹄是优良的美容佳品，具有丰肌润肤、善补元气、改善气色等功效。

木瓜牛奶

材料 木瓜260克，牛奶300毫升

调料 白糖适量

做法

1 洗好的木瓜去皮，切开，去籽，把果肉切成小块。

2 取榨汁机，选择搅拌刀座组合，倒入木瓜块。

3 注入适量温开水，盖上盖，榨汁。

4 汤锅置于火上烧热，倒入适量牛奶，拌匀，倒入木瓜汁，拌匀。

5 加入白糖，拌匀，煮至溶化即可。

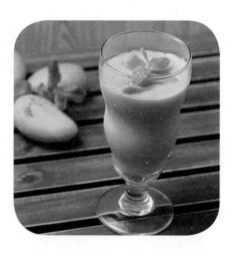

营养功效

木瓜具有促进新陈代谢和抗衰老的作用，常食还有美容护肤、养颜的功效。

红豆薏米饭

材料 水发红豆100克，水发薏米90克，水发糙米90克

做法

1 将糙米、薏米、红豆装入碗中，搅拌均匀，在碗中注入适量清水。

2 将装有食材的碗放入烧开的蒸锅中，用中火蒸30分钟左右，至食材熟透。

3 揭开锅盖，取出蒸好的米饭即可。

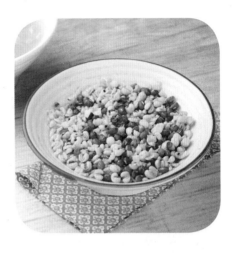

营养功效

本品具有促进肌肤新陈代谢、利水通便、消除水肿、美容养颜的功效，适合产后肥胖妈妈食用。

玫瑰花茶

材料 玫瑰花8克

做法

1 取一碗清水，倒入备好的玫瑰花，清洗干净。

2 捞出洗好的玫瑰花，沥干水分待用。

3 取一个玻璃杯，倒入洗好的玫瑰花。

4 注入适量开水，至八九分满。

5 泡约2分钟，至散出茶香即可。

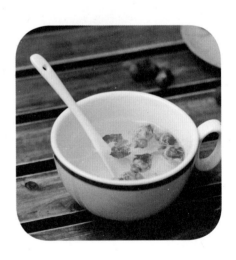

营养功效

玫瑰花含有香茅醇、橙花醇、红色素、柠檬酸及苹果酸等成分，有活血散淤、美容养颜的作用。

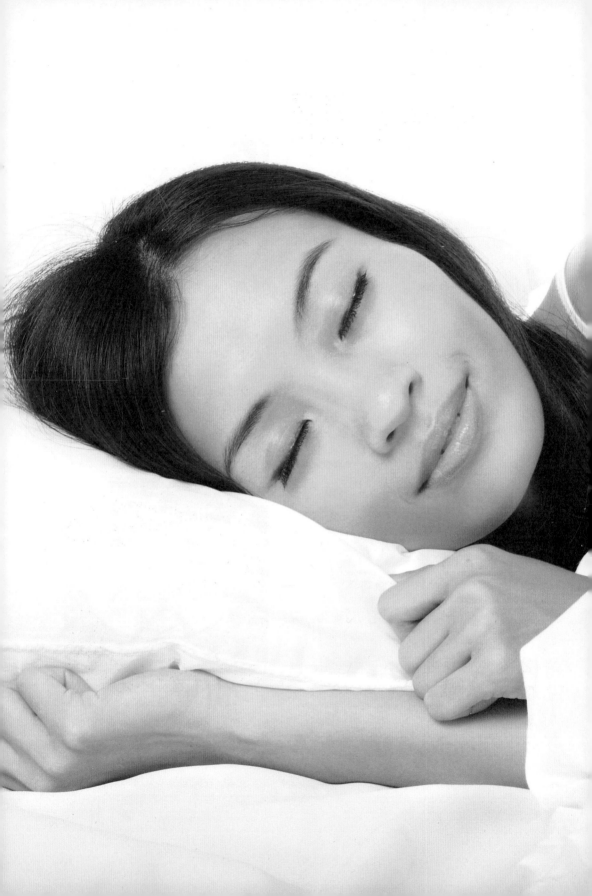

PART 4
早预防早护理，月子病月子里治

月子期是产妇身体恢复和促进宝宝健康发育的重要时期，产妇的饮食调理应循序渐进，从活血化瘀、促进子宫收缩到增强体质、促进乳汁分泌等，一步都不可少。

产后妈妈用药守则

产后妈妈身体一向很虚弱，稍不注意很容易染上疾病，而这时候大多数妈妈都在哺乳期，因为药物的会通过母乳影响宝宝的健康，所以大多数妈妈不敢吃药，但是又担心病一直拖着对宝宝的健康也会有影响。

生病了吃不吃药要视具体的病情而定。如果只是微恙，比如一般感冒，可以考虑药物以外的治疗方法。若病情严重，吃药则是较好的选择，这不仅可以让新妈妈的病情得到控制和治疗，助新妈妈早日康复，也间接地对宝宝有利。尽管宝宝会接触到渗入乳汁中的少量药物，但如果妈妈生病了却苦撑不吃药，不但身体不见好转，还会减少乳汁分泌，因此在某些情况下，用药是必需的。

妈妈可以对照表中的信息判断自己能否用药。

产后妈妈安全用药指导表

可以服用的药物 （短期服用是安全的，但如果服用超过 2 周，应向医生咨询）	对乙酰氨基酚（扑热息痛）、阿斯巴甜代糖（纽特阿斯巴甜）、胰岛素、阿昔洛韦（无环鸟苷）、水杨酸亚铋、局部麻醉剂、哮喘药（色甘酸钠、吸入型支气管扩张剂）、轻泻剂、肌肉松弛剂、抗酸药、蛲虫药物、抗生素（氯唑西林，头孢菌素和磺胺类药物）、氯喹（抗疟药）、普萘洛尔、丙基硫氧嘧啶、减充血剂、硅有机树脂植入物、抗凝（血）剂、疫苗、抗组胺药、布洛芬、维生素
须谨慎服用的药物 （药物在哺乳期服用的安全性取决于若干因素：剂量、婴儿年龄、治疗期长短、用药及哺乳时间的安排。如需长期服用，应向熟悉哺乳期用药的医生咨询）	酒精、吲哚美辛（消炎痛）、帕罗西汀、抗抑郁药、异烟肼、苯巴比妥（一种镇静催眠剂）、阿司匹林、锂剂、可待因、胃复安、百忧解（氟西汀）、甲硝唑（灭滴灵）、瓦利姆镇定药（安定）、左洛复、口服避孕药
禁用的药物 （在哺乳期禁用）	安非他命、林丹、溴隐亭、抗代谢药物（抗癌药物）、大麻、五氯酚（天使粉，PCP）、甲氨蝶呤、用于诊断测试的放射性药物、环孢素、麦苏林（去氧苯巴比妥）、尼古丁

【摘自《西尔斯母乳喂养全书》（美）玛莎·西尔斯，威廉·西尔斯著，江苏文艺出版社】

坐月子常见病症

产后妈妈在怀孕、生产时，身体已经受到一系列损伤，且耗费极大的精力，故产后一个月，妈妈的身体处于十分虚弱的状态，容易患病，而月子期间的病如果没有得到正确的护理，将会为妈妈下半生都埋下健康隐患。

恶露不尽

每位妈妈产后都有恶露，但大部分妈妈的恶露会在 1 个月内便可排干净，少数妈妈即使在正常情况下，恶露也会延续到产后 1~2 个月，如果超过 3 个月恶露仍淋漓不尽，属于恶露不尽，必定有病理因素存在。

疾病简介

气虚型恶露不尽表现为恶露量多、色淡红、质稀薄，小腹空坠，面色苍白；血热型恶露不尽表现为恶露量较多、色深红、质黏稠、有臭味、口燥咽干；血瘀型恶露不尽表现为恶露量少、色紫黯、有血块、小腹疼痛。

产后恶露不尽易导致局部和全身感染，严重者可发生败血症。

恶露不下的预防

1 处理恶露前要先洗手，用消毒纸或药棉由阴道向肛门方向擦拭消毒；勤换内衣内裤。

2 坚持母乳喂养，帮助子宫恢复，有利于恶露的排出。

3 休息时用右侧卧位预防切口感染。

恶露不下的护理

1 如果发现阴道出血多、时间延长或血液有异味，应尽快到医院检查。

2 如果情况不严重或暂时没发生异常情况，可使用缩宫剂和抗生素治疗。

3 如果情况严重或有胎盘残留，应实行清宫术。

产褥感染

产褥感染又叫产褥热，是由于致病细菌侵入产道而引发的感染，这是产妇易患的月子病之一。产后由于机体抵抗力下降，且子宫腔内胎盘附着部位遗留下大的创伤面，给致病细菌提供了侵入的机会。

疾病简介

产褥感染的病情轻重根据致病菌的强弱和机体抵抗力的不同而不同，发病前有倦怠、无力、食欲不振、寒战等症状。

轻微的产褥感染，常常在会阴、阴道伤口处发生感染，局部出现红肿、化脓、压痛明显等症状。如果感染发生在子宫，则可形成子宫内膜炎、子宫肌炎，会有发热、腹痛的症状。

继续扩散，可引起盆腔结缔组织炎，炎症蔓延到腹膜，则可引起腹膜炎，出现脉搏增快、腹痛加剧、腹胀等症状。

若细菌侵入血液，则可发生菌血症、败血症，甚至全身中毒症状。

产褥感染的 预防

1 预防工作应从妊娠期开始。孕妇要加强孕期卫生，保持全身清洁，妊娠晚期避免盆浴及性生活；做好产前检查，加强营养，增强体质，防止贫血；临产时应多进食和饮水，抓紧时间休息，以免身体抵抗力降低。

2 积极治疗急性外阴炎、阴道炎、宫颈炎等病症，若有胎膜早破或产前出血等感染因素存在时，必须住院治疗，用抗生素预防。

3 产后要注意卫生，保持外阴清洁，尽早下床活动，以使恶露尽早排出。

产褥感染的 护理

1 一般治疗产褥感染的女性应取半卧位，能活动者可经常坐起，以利于恶露的排出，同时也可使炎性渗出液局限于盆腔最低处，以减少炎症的扩散。

2 抗生素治疗，病变表浅、全身症状不明显者，可给抗生素肌肉注射。病情较重，紧急情况下首选广谱抗生素，同时加用抗厌氧菌的药物。

3 感染的刀口应及早拆线，换药以及做好理疗。

复旧不全

产妇在生完小孩后，如果恶露经久不净，腹部一直有隐疼，尤其哺乳时加剧或是用热水袋局部敷后疼痛会得到纾缓，那么就要注意了，产妇有可能患上子宫复旧不良症，以致产后宫缩引起疼痛。

疾病简介

正常情况下，分娩后子宫收缩，会使子宫体积逐渐缩小，若不能按正常生理过程缩复，则为子宫复旧不全。

出现子宫复旧不全的原因有以下几种可能。

在分娩过程中子宫蜕膜剥离不完全，有胎盘或胎膜残留；子宫内膜有炎症或有盆腔炎；孕前患子宫肌壁间肌瘤、子宫腺肌病，影响子宫收缩；膀胱过度膨胀或经常处于膨胀状态；子宫过度后倾、后屈，影响恶露排出；多胎妊娠或羊水过多使子宫过度胀大，肌纤维被过度拉长，分娩后肌纤维收缩无力；产后过度劳累、休息不足、情绪不好等等。

子宫复旧不全的 预防

产妇尽早适当运动及做保健操，有利于子宫复旧。

1 练习盆底肌收缩，每天尽可能多做，它可帮助消除不能控制的溢尿行为；如果孕妇分娩时外阴有缝合，进行增强盆底肌的训练还可帮助伤口愈合。

2 增强腹部肌肉的练习。呼气时紧缩腹部的肌肉，维持数秒钟后放松，尽可能经常做此练习。

子宫复旧不全的 护理

1 应给予子宫收缩剂，以促进子宫收缩。

2 伴有炎症现象时，应给予广谱抗生素消炎治疗。

3 子宫肌瘤合并子宫复旧不全者，应该采用保守治疗。

4 如果怀疑有胎盘或大块胎膜残留，应该行刮宫疗法。

5 子宫后倾时，产后妈妈应经常采取胸膝卧位，以纠正子宫位置，每日 1~2 次，每次 10~15 分钟。

尿潴留

如果在分娩 6~8 小时后甚至在月子中，产妇不能正常地将尿液排出，并且膀胱还有饱胀的感觉，甚至在排尿的时候阴部还会有灼热感，这种现象叫做"尿潴留"，它是常见的产后并发症之一。

疾病简介

一般来讲，产妇在产后 4~6 小时就会自动解小便，如产后 8 小时仍不能排尿（无尿除外）则为尿潴留。

尿潴留的原因主要是由于分娩时产程过长，胎儿头部在产道内的位置不正常，胎儿的头部长时间压迫膀胱，使膀胱黏膜充血水肿，尤其尿道内口水肿，膀胱张力下降，收缩力差，尿意迟钝和逼尿肌无力，无力将尿液排出，造成排尿困难。

产后发生尿潴留，胀大的膀胱妨碍子宫收缩会引起产后出血，也会引起泌尿系统感染。因此，必须积极采取措施，尽量设法让产妇自己排尿。

尿潴留的预防

1. 产后 4 小时，产妇就应当起床排尿一次，不要等到感到有尿意再解。产妇不习惯卧床排尿时，可坐起或下床小便。

2. 排尿时要增加信心，放松精神，平静自然地排尿，要把注意力集中在小便上。以后每隔 4~5 个小时起床排尿一次，定时排尿反射可刺激膀胱肌肉收缩。

3. 产后 24 小时可适当下地活动，并逐日增加活动时间和活动范围，做抬腿运动、仰卧起坐运动可锻炼腹肌，预防尿潴留。

4. 不要因为怕疼而忍着不排尿，分娩之后要多喝流质，促使尿液的快速排出。

5. 可用温水浸泡臀部，使下身肌肉彻底放松，让尿道变得更通畅。

尿潴留的护理

1. 可在下腹正中放热水袋刺激膀胱收缩，可以促进膀胱肌肉的收缩，有利于排尿。

2. 向医生索要会阴冲洗瓶，稀释尿液，减轻尿液带给会阴部的灼热感或请医生用导尿管帮你排空膀胱。

腰腿痛

产后腰腿痛也是产后妈妈常见的月子病之一，产后腰腿痛的主要临床表现，多以腰、臀和腰骶部疼痛日夜缠绵为主，部分患者伴有一侧腿痛。疼痛部位多在下肢内侧或外侧，可伴有双下肢沉重、酸软等症。

疾病简介

产妇怀孕期间，胎儿发育使子宫增大，同时腹部也变大，体重增加，变大的腹部向前突起，身体的重心发生改变，腰背部的负重加大，所以孕妇的腰背部和腿部常常感到酸痛。

分娩时，产妇在产床上时间较长，且不能自由活动，并且消耗掉许多的体力和热量，致使腰部和腿部酸痛加剧。

坐月子期间，有的产妇不注意科学的休养方法，活动锻炼不得法，有的产妇则过早地参与劳动，还有的产妇产后睡弹簧床，均不利于腰腿部的恢复。

以上种种情况都可以引起产妇在产后感到腰腿部疼痛较重。

腰腿痛的 预防

1 怀孕期间应均衡合理地进食，避免体重过于增加而增大腰部的负担，造成腰肌和韧带的损伤。

2 产后要注意充分休息，不要过早持久站立和端坐，更不要负重。

3 坐时可将枕头、坐垫一类的柔软物垫在大腿下，以减轻腰部的负荷。

4 应注意避风寒、慎起居；坚持做产后操，能有效地预防产后腰腿痛。

腰腿痛的 护理

1 如果属于怀孕和分娩引起的疼痛，一般在产后1周后疼痛就会减轻。

2 在坐月子期间，产后注意劳逸结合，这样身体才能恢复得快。

3 如果疼痛不见减轻，就要去看医生了。

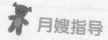 月嫂指导

手脚痛的预防

产妇长时间重复单一的动作，如冷水洗尿布、抱孩子等均易引起手部疼痛。产妇在月子里因少下地活动，脚跟的脂肪垫退化可能引起脚痛。

肌风湿

肌风湿又称肌纤维组织炎，俗称"月子病"，因为此类患者抽血化验检查类风湿因子、抗"O"、血沉结果大都正常，若用抗风湿药物治疗无效，表明该病既属于风湿类疾病，但又与产后血虚、风寒湿邪侵入血脉有关，故而又将其称为"产后风湿病"。

疾病简介

产后肌风湿的主要症状是腰局部发凉、冰冷肿胀、肌肉发紧僵硬、酸胀不适，遇到阴雨天病情就会加重。部分患者多伴有头痛、头晕、恶风、眼眶疼痛、眼睛干涩多泪，还有的患者其关节和肌肉的缝隙中有钻风感，即每当感受凉风之时就有凉风钻到骨头里的感觉，严重的患者即使在暑热时节其患处也必须裹以厚被或棉衣才能感觉舒适。

有些新妈妈之所以会发生肌风湿，多数是因为身体疲劳，产后恢复不好；免疫力下降后遭受风寒，难以抵抗而产生的。

产后肌风湿如果没有得到很好的治疗，会有很多危害，给患者造成长期的痛苦，日后很可能还会造成瘫痪。

肌风湿的预防

1 谨防风寒，不让凉气上身。注意四时气候的变化，冬天夜间给宝宝换尿布、喂奶要注意保暖；夏天也不能贪图凉快而对着凉风吹，避免病邪侵入。

2 加强营养，增强抵抗力。产后妈妈由于分娩出血较多、身体耗损，使抵抗力下降，产后需要加强营养，多进食高脂肪、高蛋白质的食品及富含维生素的新鲜蔬菜和水果等，让身体尽快恢复，增强抗病能力。

肌风湿的护理

1 如果妈妈已经患上肌风湿，要积极进行治疗。可以通过红外线照射或超短波来治疗。

2 可对疼痛处进行热敷，具体方法是：将食盐放入锅中炒热，用布包好敷于疼痛处，每天 1 次，每次 20~30 分钟。

3 可以进行电针治疗。

乳腺炎

开始喂奶的头几天，妈妈们会觉得乳头有些刺痛的感觉，持续几秒后就会消失，这是正常现象。但如果感觉乳头疼痛始终不退，逐渐加重，说明乳头上可能有裂口，乳头是人体敏感的部位，一旦出现裂口，会感觉异常疼痛。

疾病简介

哺乳期得乳腺炎并不奇怪，10 个哺乳期的妈妈里就有 1 个会得乳腺炎。乳腺炎可能发生在哺乳期的任何时候，但是在生完宝宝的头一个月，产妇刚刚开始母乳喂养时最常见。

乳腺炎是一种乳房发炎的病症，表现为乳房有些地方发红、发硬、疼痛，或者感觉乳房发烫并且发炎的地方肿胀，有肿块。其他严重表现还包括产妇会打寒战、头疼、发烧和筋疲力尽。

这些症状一般不是由于感染所引起的，而是由于乳汁进入到乳房中的毛细血管中，产妇的身体将其当作"外来蛋白质"来抵抗而引起的炎性反应。

乳腺炎的预防

1 哺乳后应清洗乳头，保持清洁。

2 乳头如有破损皲裂，应及时治疗；注意婴儿口腔卫生；乳头内陷者可经常挤捏、提拉矫正。

3 养成定时哺乳、不让婴儿含乳头睡觉的良好哺乳习惯。

4 乳汁淤积是引发乳腺炎的重要因素，一定要保持乳汁通畅，可借助吸乳器或按摩帮助排出乳汁。

乳腺炎的护理

产妇虽然在哺乳期得乳腺炎的可能性比较大，但是两边乳房同时得的机会很小。

1 治疗乳腺炎一定要使用抗菌素，此时妈妈们可以暂时不要给宝宝吮吸发炎的一侧，必要时需要断奶。

2 建议吸奶前局部热敷按摩，一定要吸通乳腺管，若局部有硬块说明有乳汁淤积，这样不利于乳腺炎的恢复。

3 要注意饮食调节，不要摄入太多的汤类。

贫血

多数顺产妈妈由于产后体内多余水分被排出，血红蛋白浓度有所上升，可以达到正常水平。而少数妈妈由于生产时出血较多，如剖宫产、产后出血等会引起失血性贫血。产后营养不良也可造成营养性贫血。

疾病简介

如果妊娠期贫血未得到纠正和分娩时出血过多，就易造成产后贫血。

贫血轻者无明显症状，只是面色苍白；重者会有面黄、水肿、头晕、心悸、乏力、食欲不振等症状。产后贫血轻者可致新妈妈体质下降，身体恢复较慢，容易发生产褥期感染、发热等疾病；严重者可导致子宫脱垂、内分泌紊乱、经期延长等一系列妇科疾病。贫血还可使乳汁分泌不足，同时乳汁含铁量减少，使婴儿营养不良、发育缓慢、抵抗力下降，容易发生腹泻及感染性疾病。

贫血的预防

1 从孕期开始就预防。要注意饮食，可以适当服用大枣，有助于妈妈在孕期能量的摄取和铁的补充。

2 如果妈妈在怀孕时就检查出贫血，应该及时找医生咨询治疗。

3 产后妈妈的饮食调养也十分重要，可多吃一些含铁丰富的食物，如动物肝脏、瘦肉等，以及一些富含水溶性维生素的绿叶蔬菜和水果，如番茄、柑橘、萝卜、芹菜、桃等。

贫血的护理

1 产后贫血有轻度、中度、重度之分。血色素90克每升以上者属轻度贫血，血色素60~90克每升者属中度贫血，血色素低于60克每升者属重度贫血。

2 轻度贫血可通过食疗纠正，应多吃动物内脏、瘦肉、鱼虾、蛋、奶，以及绿色蔬菜等。

3 中度贫血除改善饮食外，还需药物治疗，可以口服硫酸亚铁、叶酸等。

4 重度贫血单靠食疗效果缓慢，应多次输入新鲜血，尽快恢复血色素，避免后遗症的发生。

产后出血

女性正常分娩过后 2 小时流血会逐渐减少。如果在分娩 24 小时以后阴道大量出血，则为晚期产后出血。这种病症非常严重，多见于产后 1~2 周，也有产妇在 6~8 周才发病，患者常因失血过多导致严重贫血或失血性休克。

疾病简介

产后子宫收缩乏力；胎盘或胎膜未完全排出，体内有残留；胎盘附着部位恢复不全，局部创伤不能及时修复；实施剖宫产手术后，子宫切口部位血管内血栓脱落出血；凝血功能障碍等均可能引起产后出血。

产后出血对孕妇危害严重，处理不及时，出血量多者将并发休克、凝血功能障碍，又会进一步加重产后出血患者的病情。妈妈休克严重、持续时间长，经抢救即使存活下来，将来也可继发垂体前叶功能减退后遗症（席汉氏综合征），表现为产后无乳、闭经、毛发脱落等。

晚期产后出血的 预防

1 妈妈在孕期就要补充含铁丰富的食物，以提高分娩时对失血的耐受力。

2 准妈妈的家人要多多鼓励她，家中老人尽量不要在分娩前对准妈妈说一些"女人生产就是到鬼门关走一遭"之类话，这会给本已紧张的准妈妈更添心理压力。

3 分娩后，家人要及时关注产后妈妈的变化，一旦发现产后妈妈血流量过多，应及时送往医院治疗。

晚期产后出血的 护理

因晚期产后出血的原因较多，治疗方法也要因病而异。

1 如果是少量或中量阴道出血，应使用足量广谱抗生素、子宫收缩剂。

2 如果是有胎盘、胎膜残留或胎盘附着部位复旧不全，在注射抗生素的同时要控制感染，应做清宫手术。

3 如果是出现急性大量出血的新妈妈，应及时入院输液、输血治疗，以避免发生休克。

4 如果是剖宫产后子宫切口感染出血，治疗无效时需做子宫次全切除术。

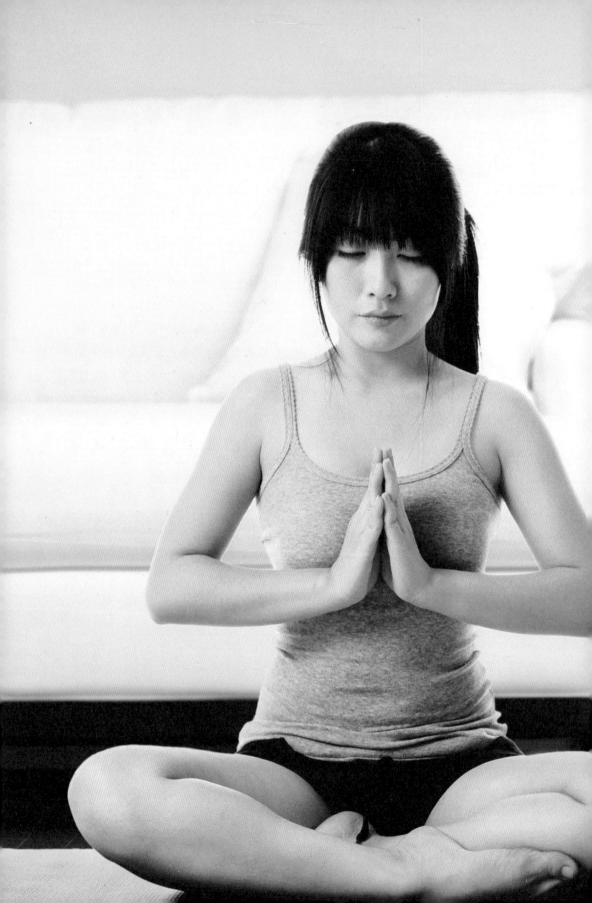

PART 5

月子期间动一动，产后恢复塑形快

产后身材的恢复要慢慢的来，妈妈们不能操之过急，先从产褥操做起，恢复孕期的身体状况，再进行塑形运动，方能达到瘦身塑形的效果。

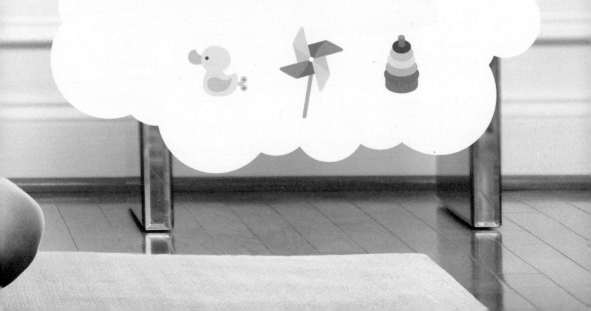

第1周   妈妈可以做的产褥操

产褥操是为使妈妈们快速恢复到孕前的状态而编排的。适当地活动身体肌肉，加速血液循环，可使身体变苗条，起到美容养颜的作用，产后24小时之后，必须得到医生及护士的允许方可做产褥操。

腹式呼吸

建议练习时间：产后第一天
难度指数：★

功效 腹式呼吸法可以按摩腹部器官，减少腹部赘肉，加速全身的血液循环。

练习次数
每天 **10~20** 次

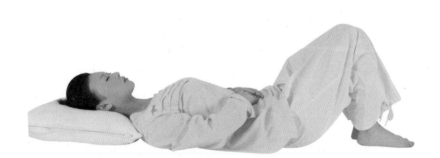

Step 仰卧，屈膝，双脚自然打开，将手轻轻搭放在腹部。吸气时，直接把气息吸到腹部，感觉你的手随着气息的吸入而被抬起，随着腹部的扩张，体内横膈膜下降；呼气时，腹部向内、向脊椎方向收紧，这时横膈膜自然而然地升起，把肺内的浊气完全排出体外，内脏器官复原位。

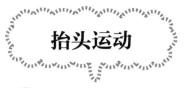

建议练习时间：产后第二天

难度指数：★

功效 促进头部血液循环，舒缓头部神经，缓解疲劳感。

练习次数
每天 **2~3** 次

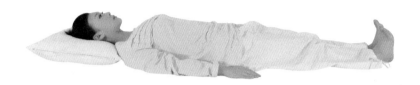

Step 1　仰卧平躺，双脚并拢，双手自然放在身体两侧，掌心向下。双脚保持脚尖勾起状态。

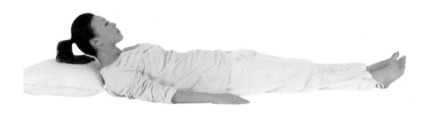

Step 2　吸气，慢慢抬头，双脚绷脚背，深呼吸 2~3 次。

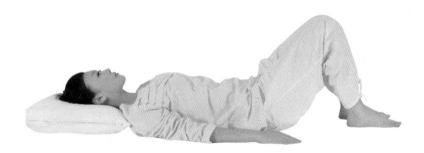

Step 3　呼气，还原头部，屈膝。闭上眼睛放松。

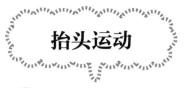

建议练习时间：产后第二天

难度指数：★

功效 促进头部血液循环，舒缓头部神经，缓解疲劳感。

练习次数 每天 **2~3** 次

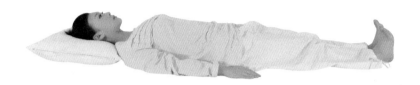

Step 1　仰卧平躺，双脚并拢，双手自然放在身体两侧，掌心向下。双脚保持脚尖勾起状态。

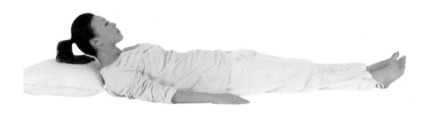

Step 2　吸气，慢慢抬头，双脚绷脚背，深呼吸 2~3 次。

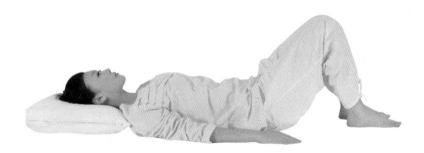

Step 3　呼气，还原头部，屈膝。闭上眼睛放松。

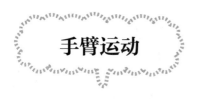

手臂运动

练习次数
每天 **2~3** 次

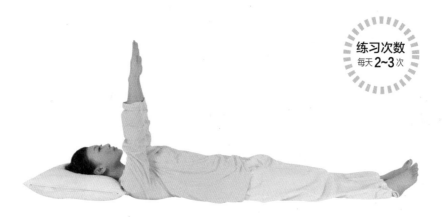

Step 1 仰卧平躺，双脚并拢，双手自然放在身体两侧，掌心向下。吸气时双臂向上举起，直到与床面垂直。

功效 促进手部的血液循环，减少手臂赘肉。

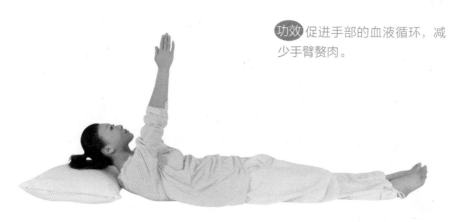

Step 2 屏气，尽可能抬起上半身，双手掌在胸前合十，尽量不要屈肘。深呼吸 2~3 次后，呼气，还原至初始姿势。

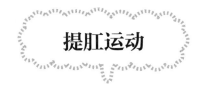

提肛运动

建议练习时间：产后第三天

难度指数：★

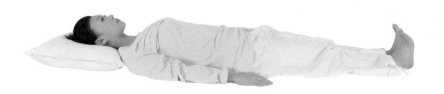

Step 1 仰卧平躺，双脚并拢，脚尖勾起。双手
自然放在身体两侧，掌心向下。

练习次数
每天**2~3**次

功效 运动骨盆及肛门，促进肛
门及会阴的恢复。

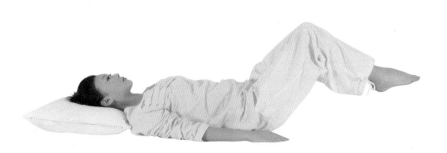

Step 2 双腿屈起，双手放在身体两侧或腹部，
提肛（将肛门括约肌收紧），然后放松。

扭腰运动

建议练习时间：产后第 4~5 天

难度指数：★ ★

功效 收缩腰部肌肉，锻炼腰肌，燃烧腰部脂肪，恢复纤瘦腰肢。

练习次数
每天 **2~3** 次

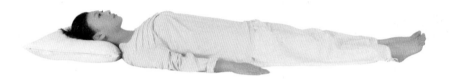

Step 1　仰卧，双手自然放在身体两侧，掌心向下。

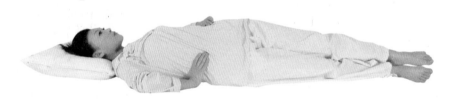

Step 2　双手叉腰，吸气，左侧腰向上抬起，扭向右侧，坚持深呼吸 2 次，呼气还原。

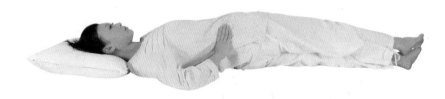

Step 3　双手叉腰，吸气，右侧腰向上抬起，扭向左侧，坚持深呼吸 2 次，呼气还原。左右交替进行，不能屈膝。

踩踏运动

建议练习时间：产后第 6~7 天
难度指数：★

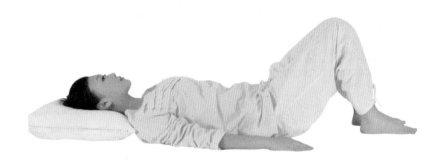

Step 1 仰卧平躺，双脚打开与肩同宽，向上屈双膝，双手自然放在身体两侧，掌心向下。

练习次数
每天 **2~3** 次

功效 放松下肢肌肉，促进下肢血液循环，预防水肿。

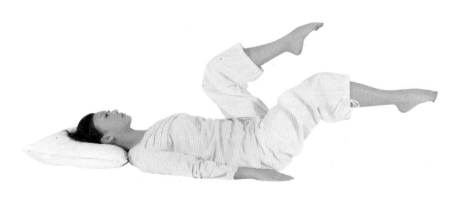

Step 2 吸气，向上抬起双腿，做蹬自行车状。始终保持自然的呼吸。

第2周　产后恢复操

　　月子里稍有不注意的地方就会落下病根，因此产后的调养是妈妈们所密切关注的事宜。此外，妈妈们在产后面对的主要问题，就是如何让身体全面而快速地恢复。想要恢复和调养两手抓，那么运动是必不可少的。

缩阴运动

建议练习时间：产后第 1~2 周
难度指数：★

功效 有助于锻炼盆底肌，改善阴道松弛状况，促进阴道恢复。

练习次数
每天 **3~5** 次

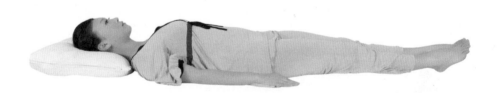

Step　仰卧平躺，双手自然放在身体两侧，掌心向下。吸气时，将会阴收缩，呼气时放松。保持自然的呼吸，重复做会阴的收缩练习 3~5 次。

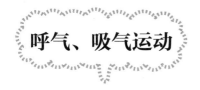

呼气、吸气运动

建议练习时间：产后第 1~2 周

难度指数：★

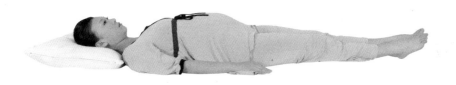

Step 1　仰卧平躺，双脚并拢，双手自然放在身体两侧，掌心向下。吸气，腹部向上隆起。

练习次数
每天 **3~5** 次

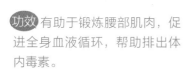 有助于锻炼腰部肌肉，促进全身血液循环，帮助排出体内毒素。

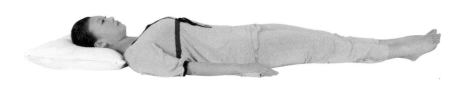

Step 2　呼气，腹部向下内收，保持自然的呼吸。

PART 5
月子期间动一动，产后恢复塑形快

077

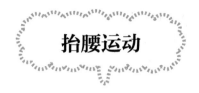

抬腰运动

建议练习时间：产后第 1~2 周
难度指数：★★

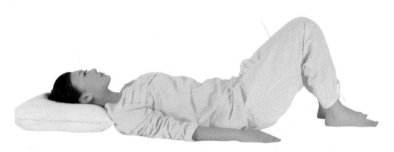

Step 1 仰卧平躺，双脚打开与肩同宽，向上屈
双膝，双手自然放在身体两侧,掌心向下。

功效 锻炼下腰部肌肉，促进骨
盆的恢复。

练习次数
每天**2~3**次

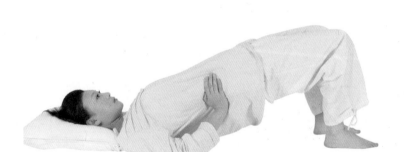

Step 2 吸气，屈肘，双手托住后腰，向上抬起
臀部，尽量向上顶髋直至背部离地，保
持自然的呼吸，中间深呼吸 3~5 次，呼
气后慢慢地恢复原位。

伸腿运动

建议练习时间：产后第 1~2 周

难度指数：★

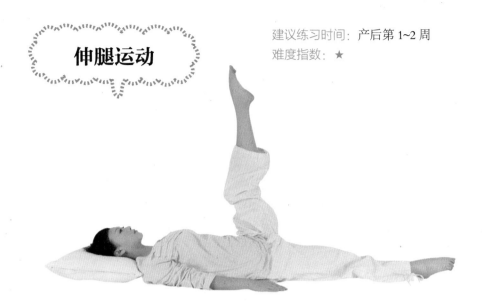

Step 1 仰卧平躺，双手自然放在身体两侧，掌心向下。吸气，向上抬起左腿，直至与地面垂直；呼气，还原。换右腿重复上述动作。

练习次数
每天 **2~3** 次

功效 有助于锻炼腿部和盆骨肌肉，燃烧腿部脂肪，预防腿部水肿，促进性功能的恢复。

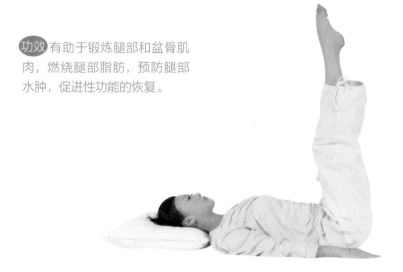

Step 2 吸气，同时向上抬双腿，直至与地面垂直。呼气，慢慢还原。

第3~4周　恢复强化操

月子期间妈妈们虽然应避免剧烈运动，但适度的运动不仅可以减少腰部、臀部的赘肉，恢复肌肉的弹性，同时也能促进子宫、盆腔的复原。一般来说，产后第三周可以开始进行腹肌收缩、仰卧起坐等运动。

下肢及腰背肌运动

建议练习时间：产后第三天做至第四周末

难度指数：★

功效 对会阴部及阴道肌肉张力的恢复、预防子宫脱垂及增强性功能都十分有益。

练习次数
每天 **2~3** 次

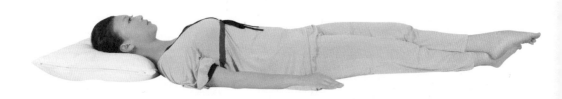

Step　仰卧床上，大腿并拢，双脚交叉，尽量将会阴及肛门肌肉收缩，保持自然的呼吸，中间深呼吸 3~5 次，放松还原。重复练习。

腹肌及腿部运动

建议练习时间：产后第四天做至第六周末

难度指数：★

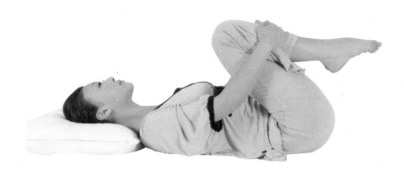

Step 1 仰卧床上，双腿并拢，绷脚背。吸气，向上屈双膝，双手环抱双小腿。呼气，手臂下压大腿靠近胸腹部。

练习次数
每天 **2~3** 次

功效 有利于排出腹部胀气，帮助消化和排泄，紧致腹部和臀部的肌肉，燃烧脂肪，纤腰美腿。

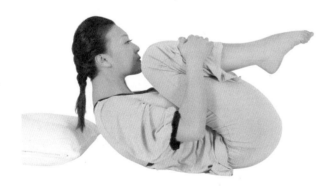

Step 2 吸气，用力抬起上半身，尽量让鼻尖或下巴靠近膝盖。保持自然的呼吸，中间深呼吸 3~5 次后，呼气，还原。

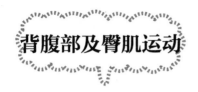

背腹部及臀肌运动

Step 1 呈四角板凳状跪立，双手与双膝打开与肩同宽，手臂、大腿与地面垂直。

功效 有利于紧致腰背部、腹部和臀部的肌肉，燃烧其多余脂肪，恢复这三部分的机能。

练习次数
每天**2~3**次

Step 2 呼气，低头埋于双臂间，眼睛看着收缩的腹部，尽可能地用力向上弓起背部。保持自然的呼吸，中间深呼吸 3~5 次，抬头还原。

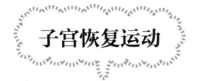

子宫恢复运动

建议练习时间: 产后第十四天开始做,不可
过早进行

难度指数: ★ ★ ★

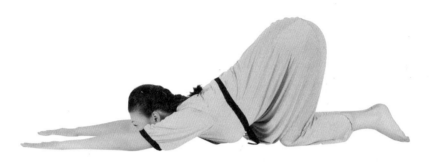

Step 1　跪趴于床上,手臂打开与肩同宽,臀部坐于脚后跟上。吸气,
手臂带动上半身向前滑动,臀部向上抬高,直至臀部和大腿垂
直地面。呼气,放松肩膀,让胸部和下巴贴近地面。如果无法
让胸部和下巴贴近地面,也可在其下面放一个枕头或靠垫。自
然的呼吸,保持这个姿势做深呼吸 3~5 次。

功效 有助于收缩子宫,可防止
子宫后倾,促进恶露排干净。

练习次数
每天 **2~3** 次

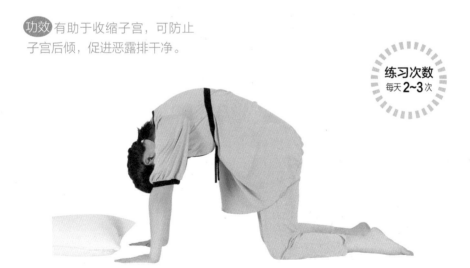

Step 2　双手撑地,慢慢抬起上身,直至双臂完
全伸直,同时腹部向上拱起,头部自然
下垂。保持这个姿势做深呼吸 3~5 次。

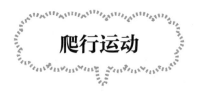

爬行运动

建议练习时间：从第三周开始练习
难度指数：★

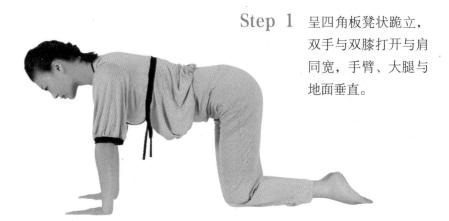

Step 1 呈四角板凳状跪立，双手与双膝打开与肩同宽，手臂、大腿与地面垂直。

练习次数
每天**2~3**次

功效 有利于子宫和盆腔的复原，也有利于产后修身。

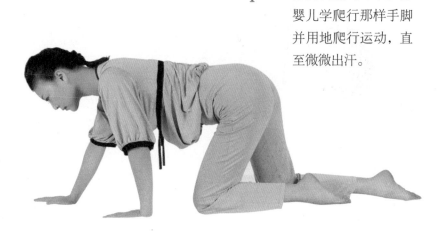

Step 2 保持自然的呼吸，像婴儿学爬行那样手脚并用地爬行运动，直至微微出汗。

第5周　全身运动操

　　到了本周，妈妈们的身体已经几乎恢复到产前的状态了，故可以做这些运动来巩固身体机能，甩掉脂肪，逐步恢复孕前的曼妙身材。不过，需要提醒的是，有些动作难度比较大，妈妈们要根据身体的具体状况量力而行，切不可急功近利。

点脚运动

建议练习时间：产后第五周
难度指数：★★

功效 锻炼腹部及大腿的肌肉，燃烧脂肪；按摩腹部器官，促进消化功能的恢复，预防便秘。

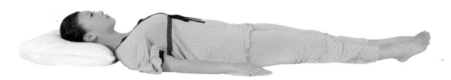

Step 1　仰卧平躺，双脚并拢，双手自然放在身体两侧，掌心向下。

练习次数
每天 2~3 组

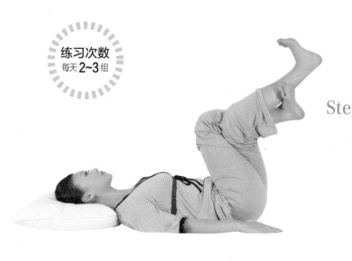

Step 2　吸气，双腿向上抬起，屈双膝，将右膝绕过左膝，右脚钩住左小腿，保持姿势 1~2 分钟，自然呼吸。

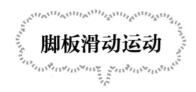
脚板滑动运动

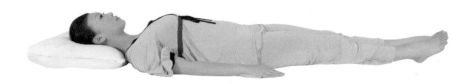

Step 1　仰卧平躺，双脚并拢，双手自然放在身
体两侧，掌心向下。

功效 锻炼腹部及大腿的肌肉，
恢复大腿、小腿和脚部的力量，
让腿部恢复到孕前纤细修长的
状态。

练习次数
每天 **2~3** 组

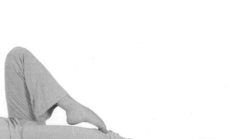

Step 2　吸气，绷起右脚背，向上慢慢屈左膝，
让左脚趾滑至右膝盖处停留，保持 3~5
次深呼吸。呼气，左腿慢慢向下滑回原位。
反方向练习。

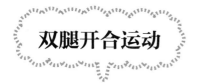

双腿开合运动

建议练习时间：产后第 2~5 周

难度指数：★ ★

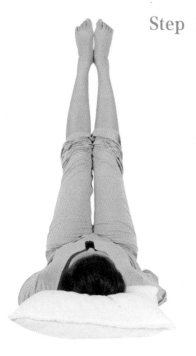

Step 1 仰卧平躺，双脚并拢，双手自然放在身体两侧，掌心向下。吸气，用力抬起双腿，使之垂直于地面。

练习次数
每天 **2~3** 组

功效 锻炼腹部及大腿肌肉，恢复大腿、小腿的力量，拉伸腿部内侧肌肉，预防水肿。

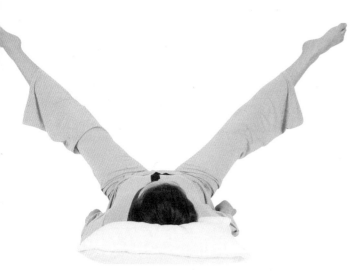

Step 2 呼气，将双腿缓缓往两侧平行展开；吸气，并拢还原，如此重复练习。这个姿势要求腹部力量很强，妈妈们可以采取靠墙的办法来进行练习。

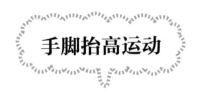

手脚抬高运动

建议练习时间：产后第 2~5 周

难度指数：★★

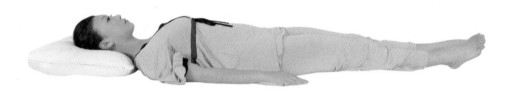

Step 1 仰卧平躺，双脚并拢，双手自然放在身体两侧，掌心向下。

练习次数
每天 **2~3** 组

功效 锻炼上臂、腹部及大腿的肌肉，按摩腹部器官，促进肠胃功能的恢复，预防便秘。

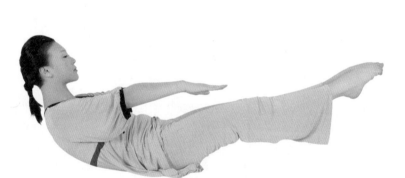

Step 2 吸气时，同时抬起头部、上半身、双腿及手臂，用腹部的力量控制住这个姿势，让头顶和脚趾保持在一条直线上，手臂与地面保持平行。自然呼吸，保持 3~5 次深呼吸，切记不要屏气。呼气，还原躺下。

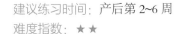

月子

满 月 可以进行塑形运动

产后第六周是妈妈们进行形体恢复的关键时期，大部分妈妈的身体机能已完全恢复，而育儿经验也有了一定的积累，不再像最初那样慌张了，能抽出空的时间也比较多，所以妈妈们本周可以开始塑形运动，恢复产前曼妙的身材。

基础运动

建议练习时间：产后第 2~6 周
难度指数：★★

功效 紧致腹部肌肉，按摩腹部器官，促进消化功能的恢复，预防便秘；锻炼上背部力量，燃烧上背部脂肪。

练习次数
每天 **2~3** 组

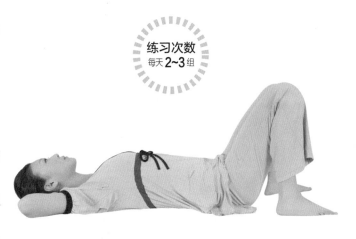

Step 1 仰卧平躺，双脚打开与肩同宽，向上屈双膝，双手抱头部。

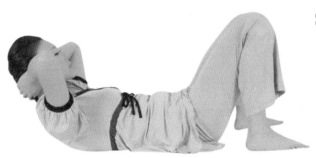

Step 2 屏气，用力抬起上半身，眼睛看着收缩的腹部。保持这个姿势 3~5 次深呼吸。呼气，还原上半身。

转腰运动

建议练习时间：产后第 2~6 周
难度指数：★ ★

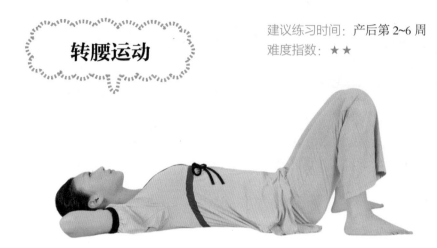

Step 1 仰卧平躺，双脚打开与肩同宽，向上屈双膝，双手抱头部。

练习次数
每天 **2~3** 组

功效 有助于腰部机能的恢复，紧致腰部肌肉。慢慢地尽量把姿势保持更长久，还有利于坚韧大腿外侧肌肉，修饰腿部线条。

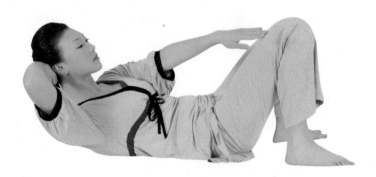

Step 2 屏气，用力抬起上半身，同时腰部向右侧转动，伸左手去触右膝，眼睛看收缩的腹部。保持这个姿势 3~5 次深呼吸。呼气，还原上半身。

支持运动

建议练习时间：产后第六周
难度指数：★★★

练习次数
每天 **2~3** 组

功效 有助于提升肩部、肘部和腹部的力量，拉伸全身肌肉，修饰全身线条。

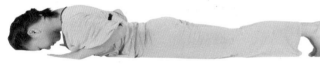

Step 1 取俯卧位，额头点地，双手放于胸部两侧，双腿并拢夹紧，脚尖点地。

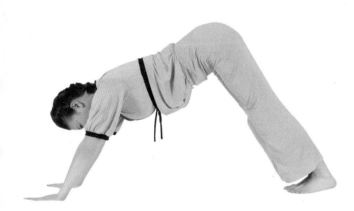

Step 2 吸气，手臂用力支撑，将臀部向上抬离地面，双膝保持挺直，尽量让脚后跟完全落地，眼睛向下看，并保持自然的呼吸。

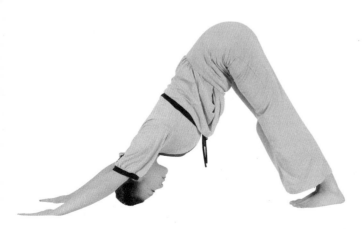

Step 3 呼气，肩膀向下沉，将头部埋于手臂间，完全放松颈部和肩膀，让身体呈三角形。不要过于勉强，坚持深呼吸 3~5 次后，再慢慢还原。

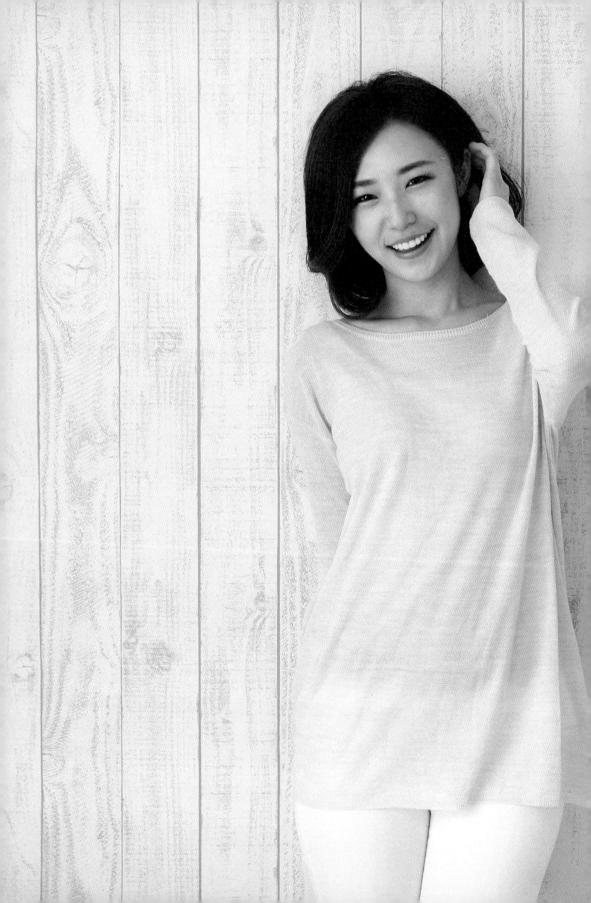

PART 6
家人多陪伴，产后妈咪告别抑郁

小生命的到来让全家都沉浸在喜悦中，这期间别忘了
关怀最大的"功臣"——妈妈。家人的陪伴与照顾对妈妈
身心的恢复尤其重要，要多开导妈妈，使妈妈早日恢复。

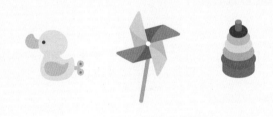

什么是产后抑郁

产后抑郁症也叫产后忧郁症，是妇女在生产后由于生理和心理因素造成的抑郁症，临床表现为紧张、疑虑、内疚、恐惧等，极少数严重的会有绝望、离家出走、伤害孩子或自杀的想法和行动。

产后抑郁症的主要特征

1.常感到心情压抑、沮丧、情感淡漠，表现为孤独、害羞、不愿见人或伤心、流泪甚至焦虑、恐惧、易怒，每到夜间加重。

2.自我评价较低，自暴自弃，自责，或对身边的人充满敌意和戒心，与家人关系不和谐。

3.对生活缺乏信心，觉得生活无意义，出现厌食、睡眠障碍、易疲倦、性欲减退等，严重的表现为反应迟钝，对生活失去兴趣，丧失社会能力，并有自杀或残害婴儿等倾向。

产生抑郁症的原因

分娩前后的紧张心理

由于分娩带来的疼痛与不适，会使新妈妈感到紧张与恐惧。出现滞产、难产时，如果新妈妈的心理准备不充分，紧张与恐惧的程度就会增加。如果产程持续时间较长，就会导致躯体和心理的应激增强，容易造成心理的不平衡，从而诱发产后抑郁。

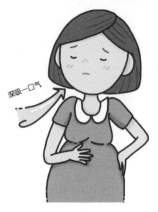

深吸一口气

体内激素的变化

新妈妈在怀孕期间，体内的雌性激素水平很高，一旦分娩，其激素水平就会急剧下降，这种突然的改变与产后抑郁症的发生也有关系。此外，怀孕期间，新妈妈体内的内啡肽类物质也有所增加，此物质与人的愉悦感有关，一旦分娩，体内的内啡肽类物质骤然下降，使新妈妈患抑郁症的危险增加。

角色的突然转换

妈妈往往对突然进入的妈妈角色毫无心理准备，无法马上适应，有关照料婴儿的一切事务都要从头学起，这会对新妈妈造成一定的心理压力。如果孩子经常哭闹，或缺少家人的情感支持，妈妈容易情绪低落，从而诱发产后抑郁症。

有家族抑郁病史

有精神病家族史，特别是有家族抑郁症病史的新妈妈，产后抑郁症的发病率较高，这说明家族遗传会影响到女性对抑郁症的易感性。如果新妈妈此前曾经患过抑郁症，出现产后抑郁症的可能性也会增加。

社会因素

产后抑郁症还与新妈妈的年龄、民族、职业、文化程度、孕产期保健服务质量、产后母乳喂养、新妈妈成长过程中所经历的不幸事件等因素有关，居住环境恶劣、家庭经济条件差、产后亲属关系冷漠等都是引发产后抑郁症的危险因素。

产后抑郁症的危害

1.给妈妈本人带来痛苦，妈妈时常感到焦虑、慌张、不安，严重的甚至有伤害自己、伤害宝宝的倾向。

2.妈妈一旦患了抑郁症，对夫妻关系也会产生不利影响，因为此时的妈妈很难做到与丈夫进行有效的交流。

3.小宝宝跟着受罪，患产后抑郁症的妈妈常不愿抱宝宝，或不能给宝宝有效喂食，不愿观察宝宝的温暖、饥饿与否，宝宝的啼哭也无法唤起妈妈的注意。

预防是关键

做好产期保健，在产前检查中，要向孕妇提供与分娩相关的知识，帮助孕妇了解分娩过程，教给孕妇分娩过程中的放松方法，以减轻新妈妈的紧张恐惧心理。

积极处理孕期异常情况，消除不良的精神与躯体刺激。进行孕期心理卫生保健，了解孕妇个性特点和既往病史，及时消除孕妇不良心理因素。

对既往有精神异常病史或抑郁症家族史的孕妇，应定期请心理卫生专业人员进行心理辅导，并让其充分休息，避免疲劳过度和长时间的心理负担。

发挥社会支持系统的作用，尤其是要对丈夫进行教育和指导，帮助妈妈改善夫妻关系和婆媳关系，改善家庭生活环境。

及时做治疗

珍惜睡眠机会

新妈妈要学会创造各种条件，让自己有好的睡眠。有时候，即便 30 分钟的睡眠也能带来好心情。当宝宝安然入睡时，新妈妈不要去洗洗涮涮，而要抓紧时间睡觉，哪怕是闭目养神。

帮助与寻求帮助

一方面，妈妈的家人不要只顾着沉浸在增添新宝贝的快乐中而忽略了妈妈的心理变化，要多陪妈妈说说话，及时告诉她育儿的经验，避免紧张慌张；另一方面，妈妈自己要学会寻求丈夫、家人和朋友的帮助。要知道，在这个时候，大家都愿意帮助你，只要你说出来。

自我心理调节

有了宝宝后，新妈妈的价值观会有所改变，对自己、对丈夫、对宝宝的期望值也会更接近实际，对生活的看法也会变得更加现实，坦然接受这一切有益于帮助新妈妈摆脱消极情绪。

药物治疗

许多妈妈害怕去看医生，她们害怕一旦接受治疗就会被迫与自己的宝宝分开，或者担心服用的药物会通过乳汁进入宝宝体内，因此贻误了病情。事实上，这种顾虑并不必要，虽然抗抑郁症的药物可通过乳汁进入宝宝体内，但其含量极其低微，不会对宝宝产生什么影响。

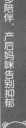

学会建立亲子关系

母亲和宝宝有一个天生的机制，这种机制可以帮助她们彼此互相了解。很多新手妈妈之所以手忙脚乱，只是因为经验尚缺，妈妈需要尽快和宝宝建立起亲密的关系，之后妈妈才会更了解宝宝，知道它会因什么而哭，因什么而安静等等。

母乳喂养

母乳不但是宝宝生长发育的物质需要，更是精神食粮。研究表明，哺乳的过程其实是一个母性激素释放的过程，这样一种激素，不但可以让母爱得到最大程度地展现，而且也能使宝宝保持与母亲一样的心态，宝宝在吸奶的同时，也将母亲体内平静、充满关爱的情绪吸进体内。

搂抱

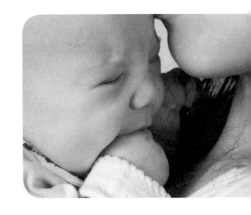

搂抱是一种比较亲密的肢体接触。妈妈每天数小时地抱着婴儿，不但能增加婴儿对妈妈的依赖感，平静它的情绪，更重要的是，妈妈可以近距离地观察宝宝的一切喜好，让自己尽快了解宝宝的习惯爱好，看出宝宝的心思。一旦宝宝要表现某种需要的时候，妈妈能在最短的时间内知道，有助于母子二人和谐相处。

亲子沟通

母婴之间的沟通是非常奇特的，这种沟通不像常人那样以语言为主要特征，母亲在宝宝一出生的时候就立刻抱着它，教导宝宝学会吸奶，温柔的注视和爱抚等，这些都属于亲子沟通的范畴。宝宝在出生后24小时内，妈妈如果尽可能多地与宝宝进行这样的亲子沟通，母子之间的情感也就更融洽。

通过母乳喂养、搂抱、亲子沟通这三大行为可以尽快激发一个新手妈妈的母性本能，时刻与宝宝保持亲密接触，降低产后抑郁的发生率。

睡眠不足是个大问题

新生宝宝刚出生的3个月时间里，产后妈妈的睡眠时间是没法预测的，因为她根本不知道自己的孩子什么时候会睡觉，因此睡眠不足成了产后妈妈一个很大的问题。而这个问题如果不能得以解决，势必会影响妈妈的健康。

尽快了解宝宝的睡眠习惯

一般来说，宝宝几周大的时候，它每天有十几个小时都在睡觉；宝宝三个月大的时候，会睡觉14~16个小时；宝宝更大一些的时候，白天睡眠时间会逐渐减少。除了这个规律，宝宝每次睡眠时间不会超过4个小时。这样看来，妈妈要保证一个晚上七八个小时的睡眠是根本不可能的，她只能像宝宝那样，将一天的睡眠平均分成几次，每次睡一会儿。

让宝宝养成定时睡觉的习惯

只有宝宝作息规律了，妈妈才能得到更好的休息。有的宝宝习惯喂奶之后就睡觉；有的宝宝习惯听着催眠曲入眠；还有的宝宝看着摇车上晃动的球球入睡。总之，很多宝宝都有将特定事物当做睡眠信号的习惯，新手妈妈要仔细观察，及时发现并运用，让宝宝养成定时睡眠的习惯。

换人照顾一会儿

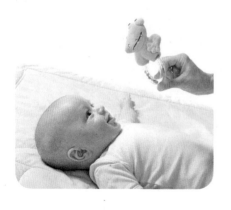

妈妈长时间照顾宝宝肯定会很累，精力得不到保障，不但有损健康，而且还会影响奶水的质量。所以丈夫要养成主动照顾宝宝的习惯，大家轮流照顾，让彼此都有时间休息。如果双方都因工作无法照料婴儿，就应找亲人帮忙或这寻找一位专业的育婴师照顾婴儿。

不要什么事都大包小揽

产后妈妈很快就会发现，在照顾宝宝的过程中，可能会遇到各种各样意想不到的难题，这些难题不是你一时之间就能解决的，所以什么事情也不必大包大揽，亲力亲为，很多事都可以在他人的帮助下完成，不要给自己太大的压力。

多向长辈请教

家中有公婆的，产后妈妈凡事要多向他们请教。因为长辈们不但拥有丰富的育儿经验，而且他们不会比你忙碌，最重要的是他们喜欢照顾孙辈。

尤其是分娩之后选择上班的女人，宝宝的最佳照顾人选当然是自己的长辈。即使是全职太太，在分身无术的情况下，仍然可以请公婆帮自己为宝宝做一些事，如冲泡奶粉、换尿布等，至少你可以在他们做这些事的时候休息一下，不至于因为压力太大、情绪太紧张而影响到宝宝的情绪。

需要说明的是，如果请公婆照顾自己的孩子，最好不要在怎样照顾孩子这个问题上与他们发生冲突。长辈的观念可能传统一些，但他们总不至于故意害孩子，只是大家育儿观念有所不同而已。如果不满意公婆的照顾，等孩子稍大一些你不再那么忙碌的时候，你完全可以再给予纠正。如果实在不放心，那么就与公婆平心静气地沟通一下，让他们意识到你的抚育方式的优点。

向专门人士请教

如果产后妈妈在照顾孩子的时候遇到一些难以处理的问题，新手妈妈无论尝试哪种方法都无法解决，如宝宝喜欢喝配方奶粉，不肯吃母乳，这就要采取一点措施了，可以听听专家的建议，问问其他产妇的经验，然后再根据大家的建议尝试着让宝宝改变。集思广益，总好过产后妈妈一个人兀自苦恼。经济条件允许的话，家中还可雇佣一个月嫂，让月嫂分担你一部分保姆、护士、厨师、保育员的工作，减轻产后压力，让你能专心照顾宝宝。

爸爸的角色很重要

迎接新生儿的到来，照顾产后虚弱的妻子，打理好家里的大小事务等，这些都是身为一个父亲、丈夫、男人的担当。爸爸要意识到这一点，并学会积极去应对和处理这些事务，让妻子和宝宝享受到你的陪伴及照料，感受家庭的温暖。

关爱妻子

妻子刚分娩不久，身体正处于最虚弱、最疲惫的时期，加上刚出生的宝宝非常需要妈妈的照料，因此对于产后妈妈，产后第一周往往是最手忙脚乱的时期，此时妈妈很容易发生产后抑郁，而疲倦是造成产后情绪低落与抑郁的主要原因之一。

在产后第一周，家属尤其是丈夫应给予妻子心理上的关爱和行动上的帮助，这对消除妻子分娩后的紧张恐惧心理以及防止产后抑郁至关重要。如果爸爸不得不去上班，记得上班之前要把母子俩的生活安排妥当。

学习照顾新生宝宝

在镜子里多角度地看自己抱着宝宝的模样，体味做爸爸的快乐；给宝宝换尿布和洗澡时，多跟宝宝说话，告诉宝宝你正在为他做什么，并把自己称为爸爸。

继续给宝宝听胎教音乐，唤起宝宝曾经的记忆；给宝宝唱歌、讲故事；协助妻子给宝宝洗澡。妈妈前几次给宝宝洗澡必定会手忙脚乱，需要爸爸打打下手。

成为超级奶爸

成为卫生护理员。月子里新妈妈的卫生对体质的恢复很重要，丈夫要帮助妻子做好以下几件事：每天洗脸、勤梳头、勤刷牙。

成为作息管理员。作为家中的"顶梁柱"，爸爸要主动承担家务劳动，担负起照顾宝宝的任务，当然，也可以请家里其他成员帮忙照料，使妻子得到充分的休息。另外，丈夫要安排好亲朋好友的来访事宜。

耐心陪练。要鼓励妈妈尽早下地活动。自然分娩后6小时、剖宫产后48~72小时，爸爸即可陪妈妈下床扶着栏杆做轻微活动。

克制欲望、关爱妻子。妻子因产后激素水平的变化，加之料理家务、照顾婴儿的负担，性欲可能因此降低，丈夫应该体贴妻子，克制自己的欲望。产后妈妈可能变得感情脆弱，易哭泣、发脾气，这主要是由于产后体内激素水平变化引起的，丈夫应该多倾听妻子的感受，多抽时间陪伴妻子。

向妻子证明你自己

当妈妈对宝宝产生强烈的依恋时，她所经历的是一种无比强大的生物性及激素联结，所以她会很自然地抵触与他人一起照顾宝宝。

如果哪天你凑巧赶在妻子之前抱起了哭泣的宝宝，要做好心理准备，因为妻子会候在你身边，随时准备"搭救"她的宝宝。宝宝在妈妈的怀里更容易平复下来，而妻子也很高兴，你也就甘心放弃担当安抚者的角色。

由此会引发两种不健康的情况，一是你没有机会练习照顾宝宝的技巧；二是你的妻子会陷入认为只有她才懂得宝宝需求的错误思维之中，并为此非常疲劳。当这种情形出现时，你就要警惕了，这是她接近崩溃边缘的前兆。为了避免这一情况的发生，从一开始，你就应该和妻子分担照顾宝宝的责任，向妻子证明宝宝也接受你的安抚，让她能放心把"她的宝宝"交给你照顾。爸爸也要努力让自己成为养育专家，让宝宝知道妈妈的胸膛并不是唯一可以提供抚慰的地方。

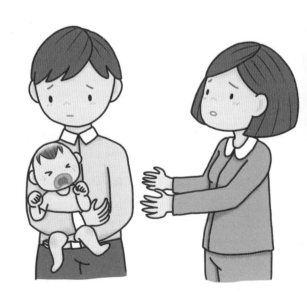

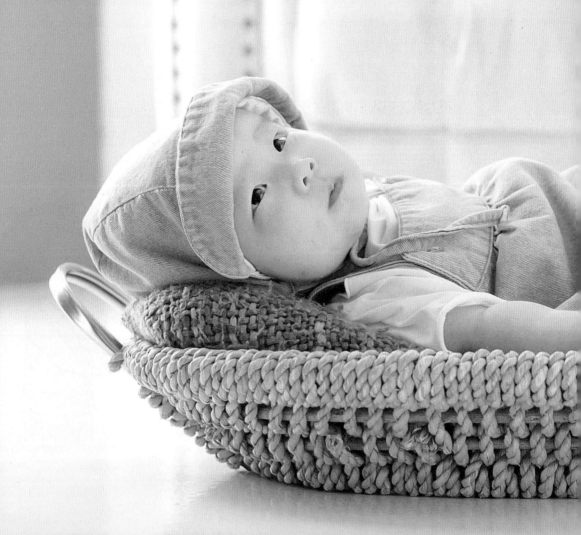

下篇　新生儿养育篇

PART 7
全面了解我们的新生宝宝

爸爸妈妈是不是对小宝宝的一切都感到很好奇，本章将为爸爸妈妈们讲解关于新生儿的常识，全面了解宝宝后才能更好地照顾宝宝哦！

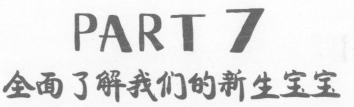

新生儿健康的标准

从新生儿出生到出生后的第28天，医生称之为新生儿期。凡是胎龄满37~42周、出生时体重超过2500克、身长超过45厘米的新生儿，为足月新生儿。如果胎龄已足，但体重不足2500克的，只能称为未成熟儿。

我们可以通过新生儿的身高、体重、头围及胸围初步判断宝宝的健康状态，下表是宝宝新生儿期的各项身体发育指标。要提醒爸爸妈妈的是，表格中的数据只是一个参考标准而已，每个宝宝都有自己特定的成长规律，跟标准略有些偏差是正常的。

出生时	男宝宝	女宝宝
身高	平均 50.5 厘米（45.9~55.1 厘米）	平均 49.9 厘米（45.5~54.2 厘米）
体重	平均 3.3 千克（2.4~4.3 千克）	平均 3.2 千克（2.2~4.0 千克）
头围	平均 34.3 厘米（31.9~36.7 厘米）	平均 33.9 厘米（31.5~36.3 厘米）
胸围	平均 32.3 厘米（29.3~35.3 厘米）	平均 32.2 厘米（29.4~35.0 厘米）

满月时	男宝宝	女宝宝
身高	平均 54.6 厘米（49.7~59.5 厘米）	平均 53.5 厘米（49.0~58.1 厘米）
体重	平均 4.3 千克（2.9~5.6 千克）	平均 4.0 千克（2.8~5.1 千克）
头围	平均 38.1 厘米（35.5~40.7 厘米）	平均 37.4 厘米（35.0~39.8 厘米）
胸围	平均 37.3 厘米（33.7~40.9 厘米）	平均 36.5 厘米（32.9~40.1 厘米）

① 如果出生体重小于 2200 克则为低出生体重儿，这类宝宝较为危险，需采取特殊护理或治疗措施；如果出生体重大于 4000 克则为巨大儿，一般不需要采取特殊处理，但对体重超出正常范围太多者应作进一步检查。

② 新生儿头围过大或过小均要到医院检查以排除异常情况（如脑积水等）。

③ 出生时宝宝胸围要比头围小 1~2 厘米；而 1~2 岁后胸围要比头围大，若是小于头围则说明营养不良，胸廓和肺发育不良。

新生儿独有的特征

新生儿脱离母体转而独立生存，所处的内外环境发生根本的变化，适应能力尚不完善，在生长发育和疾病方面具有非常明显的特殊性，因此新生儿期被视为婴儿期中的一个特殊时期。

新生儿的头部

刚出生时，婴儿的头部占全身的三分之一，但是身长只有成年人的二十分之一。新生儿的最大特点之一就是头部大于身体，因为头顶上的五块头骨还未完全闭合，因此能触摸到囟门和柔软的部分。该部位被厚厚的头皮覆盖着，因此不容易受伤，随着骨骼的成长，囟门会逐渐变小，一岁半左右时基本消失。

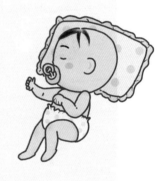

新生儿的头发

很多婴儿在胎内已长了头发。过一段时间，头发有可能变色，但是新生儿的头发大部分呈黑色，且头发的生长处于休息期，要到一周岁以后才能长出新头发。在这之前，胎内生长的头发就已全部脱落。

新生儿的胎记

胎记是新生儿常见的斑疹之一，多发生在腰部、臀部、胸背部和四肢，多为青色或灰青色斑块，也叫"胎生青记"，医学上称为"色素痣"。胎记的形状不一，多为圆形或不规则形，边缘清晰，用手压不褪色，这是由于出生时皮肤色素沉着或改变引起的，一般在出生后5~6年内自行消失，不需要治疗。

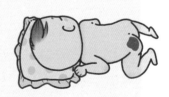

新生儿的胸部

部分新生儿，无论是男孩还是女孩，会在出生后3~5天出现乳腺增大，并且有的还会分泌淡黄色乳汁样液体。这是由于母亲怀孕后期，体内的孕激素、催产素经过胎盘传递到婴儿体内，新生儿出生后体内的雌激素发生改变而引起，一般持续1~2周会自行消失，属于一种生理现象，家长不必紧张。

新生儿的皮肤

新生儿的皮肤有一层白色黏稠样的物质，称为胎儿皮脂，主要分布在面部和手部。皮脂具有保护作用，可在几天内被皮肤吸收，但如果皮脂过多地聚积于皮肤褶皱处，应给予清洗，以防对皮肤产生刺激。出生3~5天，胎脂去净后，可用温水给婴儿洗澡，但应选用无刺激性的香皂或专用洗澡液，洗完后必须用水完全冲去泡沫，并擦干皮肤。

新生儿的小便

新生儿在出生过程中或出生后会立即排尿1次。90%的新生儿在出生后24小时内会排尿，如新生儿超过48小时仍无尿，须找原因。

新生儿的尿液呈淡黄色且透明，但有时排出的尿会呈红褐色，稍混浊，这是因为尿中的尿酸盐结晶所致，2~3天后会消失。

新生儿的大便

新生儿会在出生后的12小时之内，首次排出墨绿色大便，这是胎儿在子宫内形成的排泄物，称为胎便。胎儿可排这种大便两三天，以后逐渐过度到正常新生儿大便。如果新生儿在出生后24小时内都没有排出胎便，就要及时看医生，以排除肠道有畸形的可能。

正常的新生儿大便，呈金黄色，黏稠，均匀，颗粒小，无特殊臭味。新生儿白天大便的次数是三四次。喂母乳的婴儿消化的情况比较好，大便的次数较多；吃奶粉的宝宝大便比较容易变硬或便秘，最好在两次喂奶间加喂少许开水，可以减少便秘的概率。

新生儿生理性体重下降

出生后几天内，新生儿的体重会有所减轻（一般下降不超过400克），但是从第七天开始，体重逐渐增加，并可以恢复到出生时的体重。如果出生10天后新生儿体重持续减轻，父母则应该多加注意，应该到医院找出导致体重减轻的原因。

新生儿假月经

部分女婴在出生后5~7天会从阴道流出少量血样分泌物，此称为"假月经"。这是由于孕妇妊娠后雌激素进入胎儿体内，胎儿的阴道及子宫内膜增生，而出生后雌激素的影响中断，增生的上皮及子宫内膜发生脱落所引起的。这些都属于正常生理现象，一般持续1~3天会自行消失。若出血量较多，或同时有其他部位的出血，则是异常现象，可能为新生儿出血症，需及时到医院诊治。

功能性腹胀

小宝宝的肚皮本来就会比成人大，看起来鼓鼓胀胀的，那是因为宝宝的腹壁肌肉尚未发育成熟，在腹肌没有足够力量承担的情况下，却要容纳和成人同样多的内脏器官而造成的，因此显得比较突出。特别是宝宝被抱着的时候，腹部会显得下垂。此外，宝宝身体前后是呈圆形的，不像大人那样略呈扁平状，这也是让肚子看起来胀鼓鼓的原因之一。

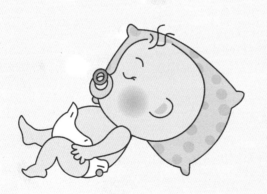

如果宝宝能吃、能拉、没有呕吐的现象、肚子摸起来软软的、活动能力良好、排气正常、体重正常增加，这一类腹胀大多属于功能性腹胀。

新生儿的感觉器官

正常新生儿出生后就对光亮和声响有所反应，当强光照射时新生儿会立即闭上眼睛，当周围突然发出较大响声时新生儿会出现惊跳现象，这些反应说明新生儿的视觉和听力是正常的。

新生儿的视觉

出生后6周之内新生儿看不清周围的事物，但是视力会逐渐好转，在出生6周之内，新生儿也会偶尔环顾四周，或者注视妈妈的脸。在这个时期，新生儿能看事物的焦距只有20~25厘米，如果抱起新生儿，新生儿就能与妈妈的眼睛对视。

新生儿的听觉

刚出生的新生儿，耳鼓腔内还充满着黏性液体，妨碍声音的传导，随着液体的吸收和中耳腔内空气的充满，其听觉的灵敏性逐渐增强。新生儿睡醒后，妈妈可用轻柔和蔼的语言和新生儿说话，也可以放一些柔美的音乐给新生儿听，但音量要小，因为新生儿的神经系统尚未发育完善。

新生儿的嗅觉、味觉和触觉

新生儿的嗅觉比较发达，刺激性强的气味会使新生儿皱鼻、不愉快。新生儿还能辨别出妈妈身上的气味儿。

新生儿的味觉也相当发达，能辨别出甜、苦、咸、酸等味道，如果每次喝水都加果汁或白糖，以后再喂他白开水，他就不喝了。因此，从新生儿时期起，喂养新生儿就要注意不要用橘子汁代替白开水。

新生儿的触觉很灵敏。轻轻触动其口唇便会出现吮吸动作，并转动头部。触其手心会立即紧紧握住。哭闹时将其抱起会马上安静下来。妈妈应当多抱抱新生儿，使其更多地享受母亲的爱抚。

新生儿特有的原始反射

新生儿的反射反应是指新生儿对某种刺激的反应。新生儿的任何反应都成为判断新生儿的神经和肌肉成熟度的宝贵数据。一般情况下，新生儿是从这些原始反射反应开始，逐渐发展成复杂、协调、有意识的反应。

觅食、吮吸和吞咽反射

当你用乳头或奶嘴轻触新生儿的脸颊时，他就会自动地把头转向被触的一侧，并张嘴寻找，这种动作就是觅食反射。每个新生儿出生时都具有吮吸反射，这是最基本的反射行为，这种反射使新生儿能够进食。吮吸的同时，新生儿天生会吞咽，这也是一种反射。

拥抱反射

刚出生的新生儿，其四肢会产生不自主的、无意识的条件反射，比如受到较大声音的惊吓时，四肢会下意识地向胸前抱拢，这就是新生儿特有的拥抱反射。

握持反射

把手指放在新生儿的手心，轻压其手掌，他会紧紧抓住你的手指引起抓握反射。研究结果表明，握拳反射与想抓住妈妈的欲望有密切的关系。一般情况下，新生儿能自由地调节握拳作用后，才能任意抓住事物。

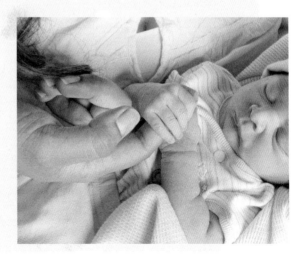

新生儿的睡眠

刚出生的新生儿差不多一整天都在睡觉，但随着不断地成长，睡觉的时间会逐渐减少。在第一周，除了吃奶的时间，新生儿几乎都在睡觉，睡觉时蜷缩着身体，非常类似于胎儿在子宫内的姿势。

新生儿3种睡眠状态

心理学家仔细观察、研究了新生儿睡眠，按程度不同分为：活动睡眠（浅睡）状态、安静睡眠（深睡）状态和困倦状态。

活动睡眠状态

新生儿虽然两眼闭着，但偶尔会把眼睛微睁开，手和脚会动一下，脸上还会做出一些表情，如皱眉、微笑、嘴巴吮吸等。

照料要点：不要误以为新生儿醒了，其实新生儿仍在睡眠中。如在这时给他换尿布、喂奶，新生儿会因没睡足而情绪很坏，哭闹不止。

安静睡眠状态

新生儿身体及脸部松弛自如，除了偶尔惊跳一下或极轻微的嘴角抽动以外几乎没有什么活动；眼睛紧闭，呼吸均匀并变慢，完全没有任何反应。

照料要点：即使已经到了喂奶时间，只要新生儿没有醒就不要把他叫醒，这样新生儿夜里才不易哭闹，同时还可促进脑垂体分泌生长激素，使新生儿成长得更快。

困倦状态

新生儿的大脑反应已处于不积极状态，眼睛半闭半睁，目光不灵活，有时眼皮出现闪动，这种状态时常发生在刚醒或入睡前。

照料要点：这表明新生儿很累，进行任何刺激只会让新生儿的大脑更加疲乏，容易引起夜里啼哭，此时应把新生儿放在一个舒适安静的地方。

从新生儿的睡眠看健康

睡眠时间特别少

新生儿每天要睡18个小时左右，这是一个基本的参考数据，如果新生儿的睡眠时间和这个参考数据的差距大于2个小时，就要引起注意了。一些新生儿睡得明显过少，这有可能是缺钙的表现。

嗜睡不爱动

一些新生儿明显睡得很多，动得少、吃得少，大便也比较少，有明显的黄疸，这可能是甲状腺功能低下的表现，一定要及时就医；如果是先天性的，3个月前不及时治疗，可能会影响到新生儿的智力；如果嗜睡、不爱动，同时伴随着发热的症状，则有可能是脑炎，也要及时就医。

要提醒新妈妈们的是，新生儿如果只是在一些特定时间，比如在生病的恢复期嗜睡，病好后恢复正常睡眠，便可不必担心。

醒后啼哭超过半小时

如果新生儿惊醒后啼哭超过半个小时，妈妈怎么哄都没用，可能就是新生儿不舒服了。新生儿因为做梦被惊醒而哭泣的时间一般都不会很长，只要哄一哄、逗一逗就没事了，但如果怎么哄都没用，并长时间哭泣，可能是肠绞痛。

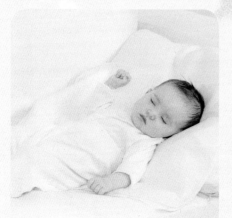

新生儿睡觉时老哼哼

睡觉哼哼不是病。睡觉哼哼，可能是因为他在做梦；对湿尿布感到不舒服；对睡眠环境不满意，如噪声、室温等；胃肠道不舒服，如饥饿、胀气等。

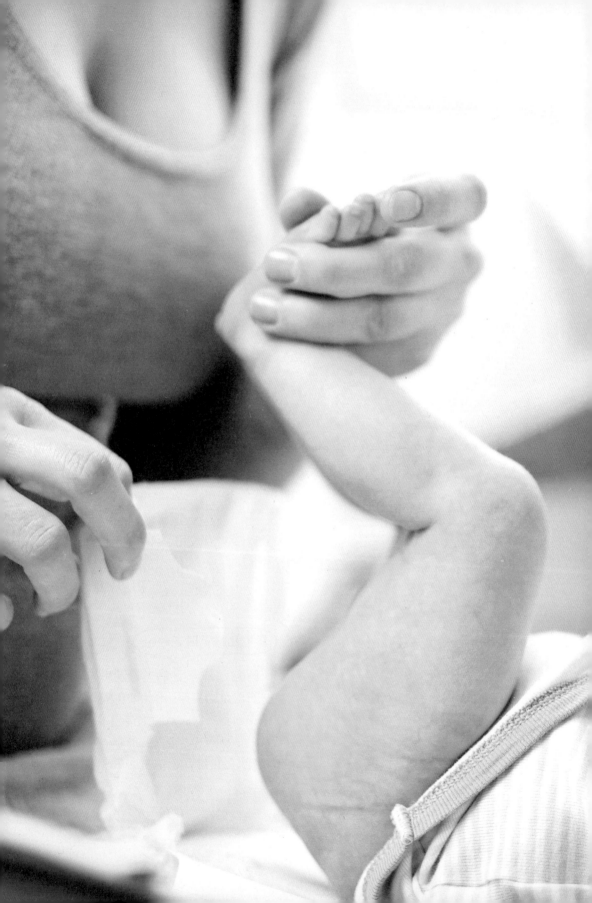

PART 8

月嫂指导你，如何照顾好宝宝

几乎每个爸爸妈妈都知道娇嫩嫩的小宝宝不像成人，要细心、轻柔的照顾宝宝。但是，真正面对的时候是不是常常感到无措，不怕，让月嫂来指导你！

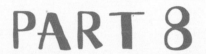

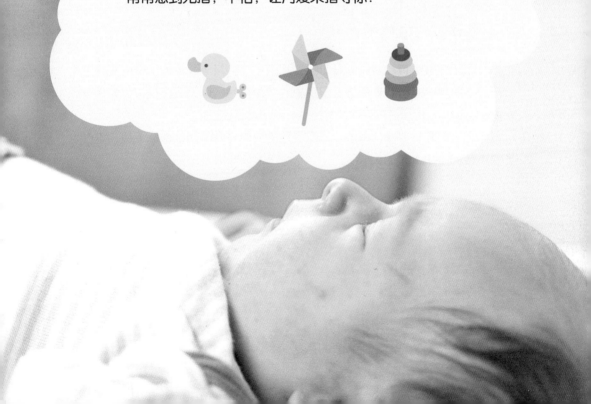

刚出生的宝宝十分娇嫩，有些生理性的组织、器官尚未发育成熟，稍不谨慎，就可能给宝宝带来很大的伤害，后果无可补救。所以在照顾宝宝的时候一定要十分注意，如何呵护宝宝的方方面面也是每个爸爸妈妈应该掌握的技能。

宝宝囟门的护理

宝宝出生时头顶有两块没有骨质的"天窗"，医学上称为"囟门"。一般情况下，宝宝头顶有两个囟门，位于头前部的叫前囟门，位于头后部的叫后囟门。前囟门于1~1.5岁时闭合；后囟门于出生后2~4个月自然闭合。

很多人把宝宝囟门列为禁区，不摸不碰也不洗。其实，必要的保护是应该的，但是连清洗都不允许，反而会对宝宝健康有害。正确的保护是要经常地清洗，清洗的动作要轻柔、敏捷，不可用手抓挠；囟门平时不可用手按压，也不可用硬物碰撞，以防碰破出血和感染。

宝宝口腔、眼睛的护理

由于宝宝的口腔黏膜娇嫩，不要用纱布去擦口腔，牙齿边缘的灰白色小隆起或两颊部的脂肪垫都是正常现象，切勿挑割，以免造成损伤。如果口腔内有脏物时，可用消毒棉球进行擦拭，切记动作要轻柔。

宝宝的眼部要保持清洁，每次洗脸前应先将眼睛部分擦洗干净，平时也要注意及时将分泌物擦去。

宝宝的指甲护理

洗澡后指甲会变得软软的，比较容易修剪。修剪时一定要牢牢抓住宝宝的手，可以用小指甲压着宝宝手指肉，并沿着指甲的自然线条进行修剪。另外，为防止宝宝用手指划破皮肤，修剪后可以给宝宝带上手套。

宝宝的脐带护理

正常情况下，宝宝脐带会在出生后3~7天内脱落。在脐带脱落前，脐部很容易成为细菌繁殖的温床，因此需要保持脐部清洁干燥，特别是尿布不要盖到脐部，以免排尿后弄湿脐部创面；要经常检查包扎的纱布外面有无渗血，如出现渗血，则需要重新结扎止血；若无渗血，只要每天用含75%酒精的棉签轻轻擦拭脐带根部，待其自然脱落即可。

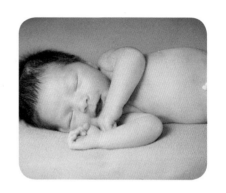

宝宝的皮肤护理

宝宝刚生下来时皮肤结构尚未发育完全，不具备成人皮肤的许多功能，因此在照料新生宝宝时一定要细心护理。

脸部护理：多用柔软湿润的毛巾，替宝宝擦净面颊，秋冬时应及时涂抹润肤膏，防止肌肤红肿或皲裂。

耳朵护理：耳朵内的污垢采用棉签旋转的方法取出，但注意，限于较浅的部位，不能插进过深，防止损伤鼓膜和外耳道。

臀部护理：宝宝的臀部非常娇嫩，注意及时更换尿片。更换尿片时最好用小儿柔润湿巾清洁臀部残留的尿渍、屎渍，再涂上儿童专用的护臀霜。

身体和四肢：浴后在皮肤上涂一些润肤露，可防止皮肤皲裂、受损。

宝宝的生殖器护理

男婴包皮往往较长，很可能会包住龟头，容易隐藏脏物。清洗时动作要轻柔，将包皮往下轻推，露出尿道外口，用棉签蘸清水绕着龟头作环形擦洗。擦洗干净后再将包皮恢复原状。

在为女婴清洗生殖器时要将其阴唇分开，用棉签蘸清水由上至下轻轻擦洗。清洗新生儿生殖器时忌用含药物成分的液体和皂类。

如何抱起宝宝

抱着宝宝活动，可以增加父母与宝宝的亲密度，同时对宝宝的大脑发育也很有好处。由于新生宝宝脊柱发育还不够完善，头部肌肉力量又很小，所以父母在抱起孩子的时候，既要考虑到舒适度，也要考虑到宝宝的安全。

抱宝宝须知

第一时间抱抱宝宝

宝宝出生2小时之内感受妈妈温柔的拥抱和爱抚，这是母子建立终生依恋关系的第一步。妈妈把宝宝抱在怀里，让他听到妈妈心脏的跳动，闻到妈妈的体味，并伴以妈妈对宝宝亲切的呼唤，足以让宝宝感到安全和放松。

支撑宝宝的头

宝宝的小脖子并不是生下来就能竖起来的，新妈妈在抱宝宝时一定要让他的头有所依靠。轻轻地把小脑袋放入肘窝里，小臂及手托住宝宝的背和腰，用另一只手掌托起小屁股，呈横抱或斜抱的姿势，使他的腰部和颈部处在一个平面上。

竖抱时间不可过长

宝宝越小，竖着抱的时间越要短。竖抱的正确方法是：一只手托住他的臀部和腰背，另一只手护住宝宝的头颈部或让他依附在妈妈的肩膀上，最初控制在两三分钟之内，否则宝宝会支撑不住的。

不要摇晃柔弱的宝宝

宝宝头部的髓磷脂还不能胜任保护大脑的工作，抱着宝宝用力摇晃会造成其头部毛细血管破裂，甚至死亡。所以即使摇宝宝也应动作十分轻柔。

抱起宝宝

在抱宝宝的时候，父母需要用自己的一只手放到宝宝头部下面，另一只托着宝宝背部和臀部，然后将宝宝托在怀中。若抱着孩子走动，那么自己还要先做好支起身体的准备，将宝宝向自己身体靠近。为了让宝宝躺得更舒服，通常父母托宝宝头的那只手要抬得稍高一些，让宝宝枕着自己的肘部，这样既便于宝宝看清爸爸妈妈的脸，又能视野开阔。

当宝宝对这个姿势乏味了，或者爸爸妈妈胳膊有些酸了，还可换另一种方式抱起宝宝：一只手托着宝宝的头部，另一只手托着宝宝的肩和臀部，然后将宝宝竖着放到胸前，使它的头部紧靠着父母的胸部或肩膀靠下一点的地方。这样抱的好处在于，可以让宝宝听到父母的心跳声，增进彼此感情，尤其当宝宝听到妈妈的心跳声时，那种熟悉的感觉会让宝宝心里踏实很多。

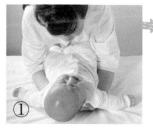 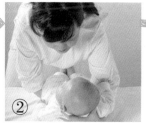 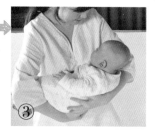

| Step1 当宝宝仰卧在床时，把一只手轻轻放在他的下背部及臀部下方。 | Step2 另一只手轻轻放在他的头颈部下方。 | Step3 轻柔且缓慢地抱起宝宝，让他的身体有所傍靠，这样头才不会往后耷拉。 |

放下宝宝

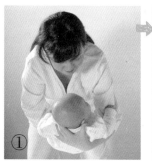 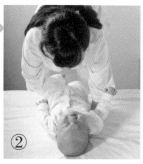

Step1 把一只手置于宝宝的头颈部下方，用另一只手托住其臀部，缓慢且轻柔地放下，手要一直扶住他的身体，直到其重量已完全落到床褥上为止。

Step2 从宝宝的臀部轻轻抽出你的手，用这只手稍稍抬高他的头部，使你能够轻轻抽出另一只手，再轻轻地放低他的头。

如何给宝宝洗澡

宝宝皮肤娇嫩，易受汗液、大小便、灰尘、奶汁的刺激而发生炎症，加上胎脂的存在，更易招致细菌入侵，导致全身感染，因此为宝宝洗澡、清洁皮肤也成了护理宝宝的一项重要课程。

洗澡前的注意事项

检查自己的双手：为宝宝洗澡前，妈妈要先把自己的双手洗干净，保证指甲短而干净，以免刮伤宝宝。

适当的水温：与成年人相比，宝宝的体质属于"热体"。也就是说，成年人觉得水是温的，宝宝感觉就是热的。洗澡水温在38~41℃之间即可，可以用自己的手背或肘部试水温，以不烫为宜。

清水洗澡为宜：宝宝的洗澡水中最好什么也不放，清水洗澡对宝宝来说是最合适的。但是夏天的时候，宝宝的皮肤容易有生痱子、招惹蚊虫的麻烦，所以夏季洗澡水中可以适当放一些刺激性较小的花露水。

洗澡时间不要太长：妈妈的动作要轻、快，一般不要超过15分钟，以5~10分钟最佳。

动作轻柔：宝宝的皮肤很柔嫩，容易受到损伤和并发感染，所以，妈妈的动作一定要轻柔。

沐浴露等不要使用太频繁：不要使用香皂，一周使用一次婴儿沐浴露就可以，并且一定要用清水把沐浴露冲洗干净。

保护脐、眼、耳：注意不要把水弄到宝宝的耳朵里。这时宝宝的肚脐已经长好了，不必担心感染，但是如果脐凹过深，也要把脐凹内的水揾干。

做好保暖工作：给宝宝洗完澡后，用干爽的浴巾和毛巾包裹住宝宝的头和小身体，待其全身干爽后再穿衣服，洗澡时一定不能有对流风。

不要马上喂奶：洗澡时，宝宝外周血管扩张，内脏血液供应相对减少，这时马上喂奶，会使血液马上向胃肠道转移，使皮肤血液减少，皮肤温度下降，宝宝会有冷感，甚至发抖，而消化道也不能马上有充足的血液供应，还会对消化功能造成影响，最好等10分钟后再开始喂奶。

给宝宝洗澡

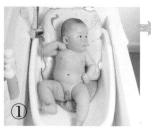

Step1 将宝宝轻轻放在沐浴架上，用纱布或小毛巾盖住宝宝的肚脐。

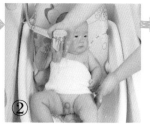

Step2 妈妈检查一下水温。淋浴的水从妈妈的手流向宝宝的全身，将宝宝的全身打湿。

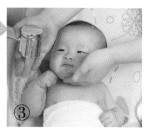

Step3 淋浴的水经过新妈妈的手流向宝宝的颈部，将宝宝的头向后仰，由左到右，用手指轻轻抹一抹宝宝颈部的污垢。

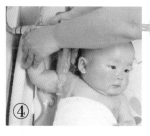

Step4 妈妈一只手抬起宝宝的胳膊，使淋浴的水经过妈妈的手流向宝宝该侧腋下。用同样的方法清洗宝宝另一侧腋下。

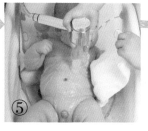

Step5 掀开盖在宝宝肚子上的毛巾，使淋浴的水经过新妈妈的手流向宝宝的胸腹部，并重点清洗小肚脐。

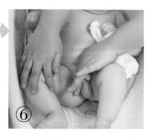

Step6 将沐浴露涂抹于宝宝一侧大腿根部，再用清水冲净，然后换另一侧清洗。

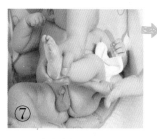

Step7 新妈妈一只手抬起宝宝的脚，将沐浴露涂抹于宝宝小腿和脚上，清水冲洗干净。换另一侧清洗。

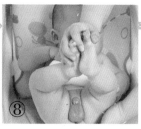

Step8 新妈妈一只手抓住宝宝的双脚，使宝宝臀部抬起，另一只手清洗宝宝的小屁股。

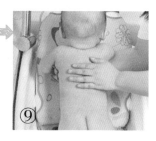

Step9 俯卧位，新妈妈用手托着宝宝腋下及胸口，宝宝头靠在新妈妈手臂上，由上到下轻轻擦拭宝宝背部。

　　洗完之后，可在宝宝的皮肤上涂抹一些婴儿润肤油或扑上一层薄薄的爽身粉。最后，将洗澡完毕的宝宝穿好衣服，放在襁褓里包好。

如何给宝宝换尿布

有数据显示，从宝宝出生到他自己能够上厕所，每个宝宝至少要更换5000块尿布，且宝宝吃奶越频繁，尿布的更换频率也就越频繁。所以对每个增添了小生命的家庭来说，更换尿布是必学课程。

更换尿布并非简单地将脏尿布换成干尿布的动作过程。在这个过程中，宝宝会感觉到父母的触摸，听到父母的声音，看到父母的表情，察觉到父母的态度。一旦宝宝感受到父母对更换尿布这件事是厌恶的，那么每次更换尿布的时候他就会不高兴，不肯合作，既加大了更换尿布的难度，还弄得大家都不愉快。

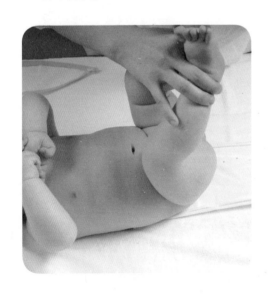

相反，在每次换尿布的时候父母都与宝宝进行认真地交流，脸上时刻都保持着微笑，用激动或者可爱的语调，宝宝就会从大人的脸上看到喜悦。久而久之，宝宝的心里就会慢慢期待得到一块更干爽的尿布，在父母更换尿布时很配合。

传统尿布是棉布制品，不易使小宝宝娇嫩的皮肤过敏；可以反复利用，经济实用；使用传统尿布还可以促使父母重视训练宝宝排便的习惯等。而纸尿裤不仅能为宝宝的肌肤提供一个干爽的环境，让他们享受更充分的睡眠，还能将新妈妈们从烦琐的重复性劳动中解放出来，使她们有时间休息。

纸尿裤和传统尿布各有千秋，聪明妈妈的做法是，把纸尿裤和传统尿布巧妙交替使用，也就是夜里为了小宝宝睡得安稳，或带宝宝外出的时候使用纸尿裤；白天居家有人照顾时，因能够及时更换尿布，可以使用传统尿布。

给宝宝穿纸尿裤

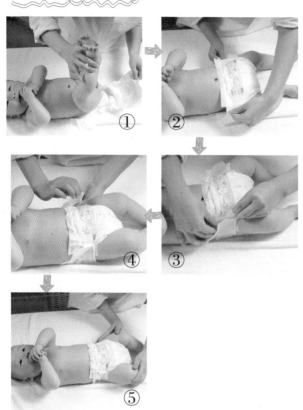

① ② ③ ④ ⑤

Step1 将尿布展开，一只手提起宝宝双脚，使屁股抬起，另一只手将新的纸尿裤放到宝宝屁股下。

Step2 将纸尿裤的一侧向宝宝的肚子上方牵拉，使其左右保持对称。

Step3 撕开纸尿裤一侧的小耳朵，粘在纸尿裤适合宝宝腰围的位置。

Step4 撕开纸尿裤另一侧的小耳朵，粘在纸尿裤适合宝宝腰围的位置。

Step5 现在，宝宝的纸尿裤就穿好啦。新妈妈还可以用两只手指插入宝宝肚脐下的纸尿裤处，检查纸尿裤的腰围大小是否合适。若不合适，可调整纸尿裤左右两侧小耳朵的位置。

给宝宝脱纸尿裤

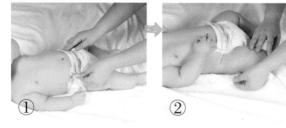
①

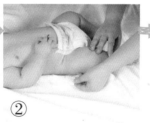
②

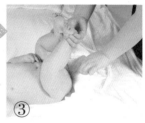
③

Step1 先将宝宝放在床上，将宝宝的外裤脱下。

Step2 将纸尿裤的两侧撕开。

Step3 一只手提起宝宝双脚，使其臀部抬高；另一只手拉住纸尿裤，将脏纸尿裤取下。

如何给宝宝穿衣服

宝宝的皮肤比较娇嫩，身体很柔软，容易受到这样或那样的刺激，怎样为宝宝挑选合适的衣服、怎么给他穿衣服就成了一个很大难题，爸爸妈妈们要掌握一定的挑衣技巧和穿衣技巧。

挑衣技巧

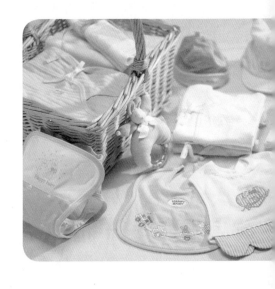

款式应简单宽松

婴儿衣服上面最好不要有花边、纽扣、拉链等装饰，这些东西会在宝宝乱踢乱蹬的时候划伤宝宝。

宽松的衣服是指宝宝穿上这样的衣服之后四肢活动起来比较方便，不会因为过紧而影响血液循环。但要注意宽松不等于胖大，以宽出一寸半到两寸为宜，否则太宽大的衣服容易折在一起，宝宝也会觉得不舒服。

另外还要注意一点，宝宝的衣服最好不要有衣领，因为宝宝的脖子比较短，他娇嫩的皮肤很容易被领子摩擦而造成损伤。

材质要选棉质品

棉质衣服不但容易洗涤，而且很柔软，具有较好的吸汗性、透气性和保暖性，是最适合宝宝使用的材质。这样即使宝宝热了出汗，衣服也会很快将宝宝的汗液吸走，避免汗液刺激宝宝娇嫩的皮肤。

颜色要素淡

宝宝的衣服颜色越淡越好，如米色、粉色等，不要选择大红大绿等较深的颜色。颜色淡，说明衣服上所用的染料少，对宝宝皮肤的刺激性也就小。

宝宝总的穿衣原则是先穿上衣，再穿裤子。穿衣的过程要让宝宝开心，不要让他觉得穿衣是一件很苦痛的事，否则以后穿衣宝宝都会很不配合。

给宝宝穿衣服

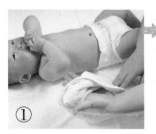

①

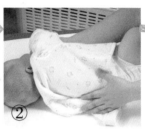

②

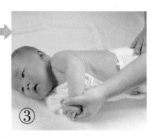

③

Step1 袖子是最难穿的部位。首先要将袖口收捏在一起，先穿右侧，将宝宝的右手臂拉伸到衣袖中。

Step2 将穿好的一侧衣服拉平，然后左手托起宝宝，将衣服塞入到背部；右手拉住宝宝右手臂。

Step3 妈妈的左手拉着宝宝左手臂，使宝宝向右侧躺，然后依据穿右侧衣袖的方式穿左侧衣袖。

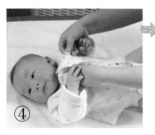

④

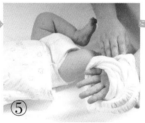

⑤

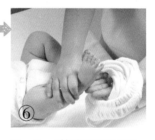

⑥

Step4 将宝宝的上衣拉平后，由上往下扣上衣的扣子。

Step5 接下来给宝宝穿裤子，先将宝宝右侧裤腿用手捏住。

Step6 一手抓住宝宝的右脚，一手将右侧裤腿对住宝宝的右脚丫。

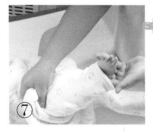

⑦

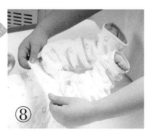

⑧

Step7 将宝宝的右腿套入裤腿中。换另一边，将左腿套入裤腿中。

Step8 妈妈两手分别抓住裤腰的两侧，将宝宝的裤子提到腰部。最后整理衣裤。

给宝宝脱衣服

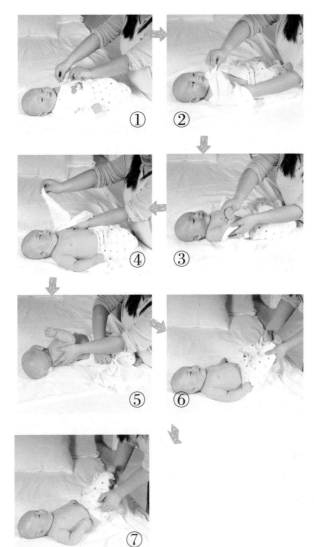

① ② ③ ④ ⑤ ⑥ ⑦

Step1 先让宝宝平躺在一条铺好的浴巾上，从上向下解开所有扣子。

Step2 先脱右边。妈妈一手握住宝宝的右臂肘关节，稍微弯曲后，一手拽住袖口。

Step3 拉出宝宝的右手臂，将宝宝的身体微侧，衣服塞入宝宝背后身体的一侧。

Step4 接下来脱左边。妈妈一手握住宝宝的左臂肘关节，稍微弯曲后，一手拽住袖口，拉出宝宝的左手臂。

Step5 用左手托起宝宝，妈妈的手掌应放在宝宝颈部和背部之间，右手则将衣服从宝宝的背部下面拉出来，顺势将衣服完全脱下。

Step6 接下来，给宝宝脱裤子。首先将宝宝的双腿稍稍提起一点。

Step7 妈妈一只手握住宝宝的双脚，另一只手则拉住宝宝的裤腰，将宝宝的裤子轻轻拉下直至完全脱下即可。

宝宝衣物清洁

宝宝衣物的清洁是一个大学问，宝宝的皮肤娇嫩，如果不注意对衣物的清洁与保存，很可能也会对宝宝的皮肤产生刺激，产生发痒、红疹等皮肤疾病。在宝宝衣服的清洁上，爸爸妈妈们要牢记下面这几个原则。

宝宝的衣服要单独洗

大人活动范围大，衣服上会沾很多细菌，如果将宝宝的衣服与大人的衣服一起洗，这些细菌会被转移到宝宝身上，对宝宝的皮肤产生刺激，产生各种皮肤病。

建议在为宝宝洗衣服的时候，要将宝宝的衣服放到一个专门的盆子里，并且用手洗。不要用洗衣机，洗衣机上同样会沾染很多细菌。

用婴儿专用洗涤剂

一般洗衣时所用到的洗衣粉、肥皂都不适于给宝宝洗衣服，它们碱性太大，容易对宝宝的肌肤产生刺激。给宝宝洗衣服应选择婴儿衣物专用洗涤剂或PH值为中性的洗衣液。

不可忽视晾晒与保存

宝宝的衣服洗净之后要放到阳光充足的地方充分晒干，借助太阳光为衣服彻底消毒。如果天气不太好，衣服晾干后用熨斗熨一下，给衣服消消毒。

如果到了换季的时候，宝宝洗净的衣服最好单独放，不要与大人的放在一起，也不要与樟脑丸放在一起，这些都可能会对宝宝的皮肤产生刺激。

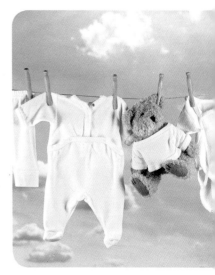

宝宝用品的选择

在准备宝宝出生后所需要的生活用品时，妈妈们要注意由于宝宝的机体还没有很成熟的自我保护能力，在选购宝宝用品时，应该选择适合宝宝的，而不仅仅是大人喜欢的。

宝宝用的护肤品

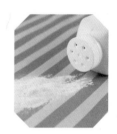

原则上来说，如果医生没有特别建议的话，父母不要给宝宝使用任何护肤品，以免护肤品中的化学物质刺激宝宝皮肤。但每个宝宝由于这样或那样的问题，生活中多多少少会接触到一些护肤品，除了平常所说的婴儿油、儿童霜、儿童蜜，还有爽身粉、花露水也是宝宝们常用的护肤品。另外要注意的是，一旦发现宝宝用护肤品后有过敏现象，要立刻停用。

宝宝的沐浴用品

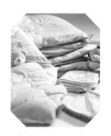

婴儿的沐浴用品包括婴儿浴缸，无刺激性的婴儿香皂、沐浴露、洗发水，婴儿用护肤霜。洗澡用毛巾可以利用纱布或海绵毛巾。另外，为了保持合适的水温，应该准备温度计。

宝宝的床和褥子

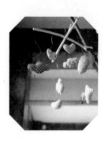

婴儿用床分为新生儿用床和大孩子用床，床垫也有高矮之分。使用高床垫，便于看护婴儿；使用低床垫，能防止婴儿爬出床外。

婴儿褥子不能过于柔软。因为刚出生的婴儿不能任意活动颈部，如果褥子过于柔软，就容易导致窒息。

读懂宝宝的语言

　　宝宝的唯一语言，就是哭泣。他饿了会哭，渴了会哭，热了会哭，冷的时候也在哭。所以虽然它发出的语言听起来是一样的，实际上却表达了不同的含义。爸爸妈妈们要及时弄懂宝宝的真实需求并予以解决，就能中止宝宝的哭声。

　　宝宝第一次哭，是刚出生的时候。这时候父母听到孩子哭，是兴奋的，因为这说明宝宝很健康，所以哭不仅仅可以表示悲哀，也可以表示高兴。可是在第二次、第三次乃至以后的多次哭泣时，初为父母者就会焦虑，总担心宝宝哪里不适，自己一时无法止住它的哭泣，因而感到手足无措，内心异常焦虑。

　　宝宝的哭泣并非总在无理取闹，哭闹只是它表达自己需求的一种手段，是一种特殊的语言。初为父母者要习惯听这种语言，不要总是担心自己做错了什么事情，更不必有负罪感，而要及时观察宝宝的身体语言，了解它在"说"什么，然后再有针对性地解决。

　　哭对于宝宝的生存十分重要，对一个哭叫着的宝宝决不能置之不理，随他去哭。宝宝哭泣的原因很多，大致有以下几种，有心的父母只要仔细观察分辨，很快就会熟悉宝宝用哭声发出的种种信号。

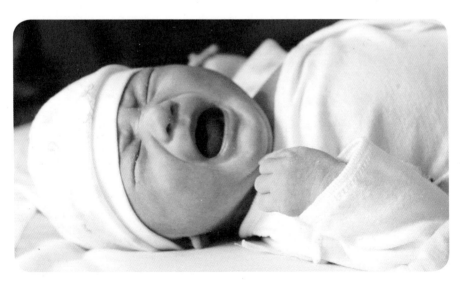

饥饿或过饱

如宝宝的哭声会由小变大，并且嘴巴做出吸吮动作时，宝宝这是在说自己饿了，而尖锐地哭并且吐奶的时候，说明他撑着了。

寻求保护

宝宝哭泣只是想要你把他抱起来，这种寻求保护的需要对宝宝来说，几乎与吃奶一样必不可少。妈妈应尽量满足宝宝的这种需要，以使他有一种安全感。有时候，妈妈紧张、烦躁的情绪，也会引起宝宝啼哭。

感到不舒服

太热或太冷都会使宝宝哭泣。妈妈可用手摸摸宝宝的腹部，如果发凉，说明宝宝觉得很冷，应该给他加盖一条温暖的毛毯或被子。如果气温高，宝宝看上去面色发红，烦躁不安，可以给他扇扇子或用温水洗个澡。

如果尿布湿了也会使宝宝觉得不舒服而哭泣，应马上给他换上干净的尿布。此外，蚊虫叮咬，睡床上有异物，或者宝宝不喜欢黑暗的环境也会哭泣。

感情发泄

和成人一样，宝宝也需要发泄他的情感，他们一般也是以哭的方式进行发泄。

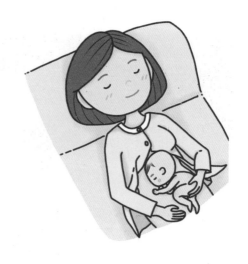

消化不良和腹绞痛

宝宝因消化不良而哭闹时，可试着喂些热水，或轻轻按摩婴儿的腹部，人工喂养的宝宝要注意调整一下奶粉的配方。

腹绞痛是宝宝常有的病症，通常表现为哭闹。这种哭闹与其他哭闹所不同的是，它通常在每晚同一时间发出尖锐的号叫，如果既不是饿，又不是大便了，也不是其他任何常见信号，但无论怎么哄，宝宝仍旧哭闹个不停，那么宝宝多半是腹痛了。

治疗腹痛没有更好的方法，而宝宝哭闹个不停，妈妈要想办法减轻宝宝的痛感。研究表明，婴儿对一种叫做"老虎爬树"的按摩方法比较喜欢，其动作要领如下：

将宝宝抱起来，让他的背部靠在自己身上。左手绕到宝宝前面，右手从后面将宝宝抱在怀中，然后右手放在宝宝两膝盖之间，手掌平放在宝宝的小腹上。再将宝宝的双脚收拢到自己的胳膊下，稍微翻转其身体，让略微面向自己的手掌，用右手轻轻按摩它的小腹。

如果宝宝仍然哭闹得厉害，并且表现得很痛苦，很可能是腹腔内的脏器出现疾病或功能紊乱了，最好到医院检查一下。

出现哭闹特征时可能患的疾病

哭闹特征	可能患的疾病
持续哭闹，精神萎靡，触及某处后哭闹加重	可能是皮肤病，妈妈要及时检查宝宝臀部、颈下、腋下皮肤皱褶处等地方是否有皮肤异常，如糜烂、流脓等
持续哭闹，无精打采，精神差	可能是发热了，妈妈最好量一下宝宝的体温看宝宝是否发烧
持续哭闹，哭声微弱，呼吸急促	可能是肺炎，若宝宝同时有吐白沫的症状则患肺炎的概率更大，要及时就医
突然哭闹，哭声尖锐，眼神呆滞	可能是宝宝脑部有疾，父母要及时将宝宝送到医院做全面检查
哭闹剧烈，哭声响亮，时哭时停，伴有食欲不振、呕吐、大便出血等症	可能是危险的肠胃疾病，要立即就医，否则宝宝有生病危险

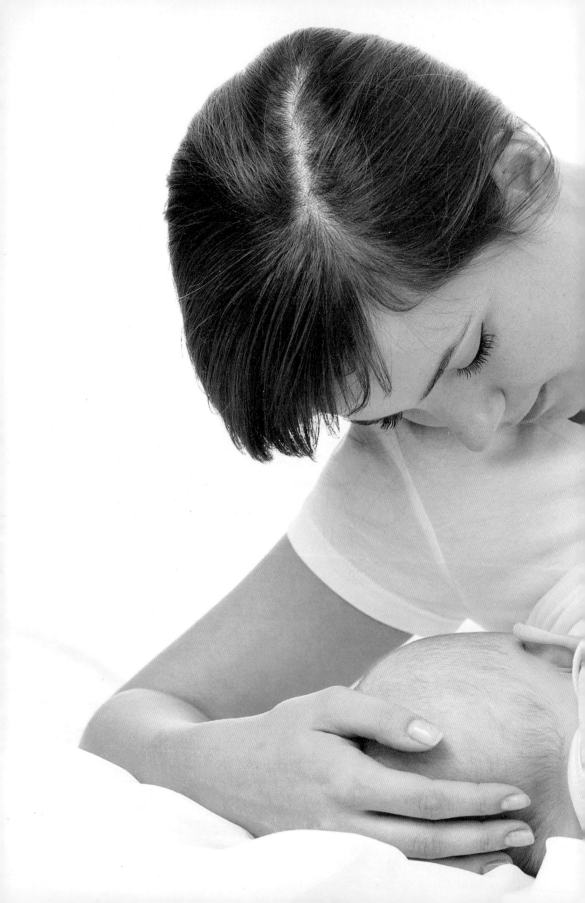

PART 9
月嫂帮助你，成功喂养母乳

母乳是宝宝最好、最自然的营养来源，每个妈妈都应该尝试母乳喂养。喂养母乳不成功，多数是因为妈妈缺乏经验，妈妈们需要学习掌握一定的哺乳技巧，才能成功喂养母乳。

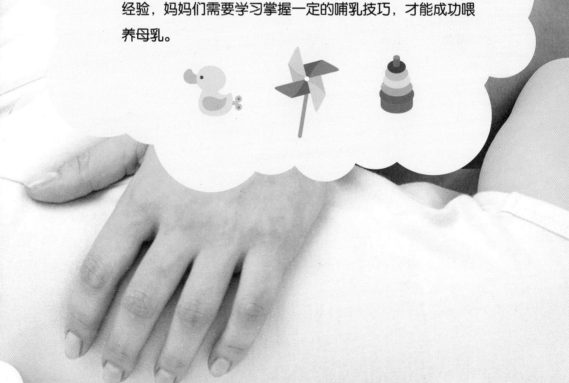

母乳喂养好处多

近年来，呼吁母乳喂养的声音越来越多，自工业化时代以来越来越多的家庭依赖奶粉多过母乳，殊不知这也许为妈妈们带来便捷，却不能保证宝宝的健康，母乳中的营养成分以及喂养母乳的过程所带来的好处是人工喂养远不能及的。

母乳的营养

母乳是由乳腺分泌出的白色或略带黄色的液体，含有脂肪、蛋白质、糖等各种营养物质及钙、锌、铁等矿物质，这些营养物质和矿物质有一定的比例搭配。根据母乳成分搭配比例的不同，母乳可以分为初乳、过渡乳、成熟乳、前乳、后乳等，这些不同的母乳，可以满足宝宝在不同时期对各种营养物质的需要。

母乳营养元素的搭配比例表

	初乳	过度乳	成熟乳	晚乳
时期	产后 1~12 天	产后 13~30 天	产后 2~9 个月	产后 10 个月以后
糖	2.59%	7.74%	7.50%	7.47%
脂肪	2.83%	4.87%	3.26%	3.16%
蛋白质	2.25%	1.56%	1.15%	1.07%
矿物质	0.3077%	0.2407%	0.2062%	0.1978%

在这几种母乳中，初乳的营养价值是最高的，初乳是女性在产后分泌出的第一种母乳，性状比较稠，为浓黄色，最大特点是营养价值高。与其他母乳相比，初乳的蛋白质、矿物质含量是最高的，脂肪和糖的成分又是最少的。对宝宝来说，初乳中的蛋白质是极有价值的，不但比正常奶汁含量高，而且含有免疫球蛋白、乳铁蛋白、生长因子、巨噬细胞、中性粒细胞和淋巴细胞等多种珍贵物质，这些物质可有效防止新生宝宝感染各种疾病，有助于帮助宝宝建立起强大的免疫系统。

唯一不足的是，由于初乳中乳糖含量低，矿物元素含量高，所以口感微咸，加之颜色不佳，有些人就认为初乳比较"脏"，营养价值不高，就将初乳挤掉而非给婴儿食用，这种做反而丢掉了婴儿宝贵的财富。因此，即使以后不打算以母乳喂养的母亲，至少也要在最初几天给宝宝吃初乳。

❤ 增进妈妈和宝宝的交流

哺乳的过程都不仅仅是一个纯粹给宝宝体内输入营养的过程，更是一个增进妈妈和宝宝交流的过程。

母亲在哺乳时，会发现婴儿边吃奶边直视着自己的眼睛，这是婴儿情感发育过程中的视觉需要，也有益于其心理健康发育。另外，在哺乳时母婴间的触觉交流为婴儿最初的触觉产生和发展提供条件。婴儿以其最敏感的口角、唇边和脸颊，依偎到温暖的乳房后，能在大脑中产生安全、甜蜜的信息刺激，对智力发育起到催化作用。

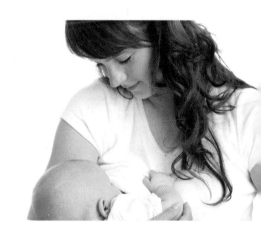

因此，即使是人工喂养，妈妈或其他家庭成员在为宝宝喂奶的时候，都要让宝宝感受到爱意，可轻轻摸摸孩子的额头，在不打搅宝宝吃奶的前提下跟他说说话。不要以为宝宝不懂这些语言的含义，他完全可以通过你的动作、语言是否温柔来判断你的情绪，从而确定自己是否收到关注和喜爱。

通过母乳喂养，宝宝还会对妈妈的声音产生熟悉感和依赖感，进而容易对周围的环境产生熟悉感，在受到外界刺激时反应和缓一些，不会经常因陌生环境而吓得哇哇大哭。

月嫂指导

对于人工喂养的宝宝，妈妈更应该通过肢体的接触来促进母婴情感。在温度适宜的条件下，妈妈穿着应少一些，如只穿着短袖，或者掀开一部分上衣，让宝宝的身体与自己身体有接触的机会，及早让宝宝熟悉自己的身体，对自己产生亲近感。

第一次哺乳很重要

第一次成功哺乳的意义深远，既容易增进母婴之间的沟通，又会使宝宝很快爱上母乳，为之后的喂养提供便利。因此若想一举成功，使自己和宝宝很快建立良好关系，妈妈要从以下方面做起。

检查乳头

哺乳前妈妈要先检查乳头。有些妈妈的乳头扁平或凹陷，宝宝不容易含住，结果妈妈喂到乳头酸痛，宝宝也吃不饱。

将拇指和食指放在乳晕外围两端，用力往下压，此时乳头应该直立或更加突出，如果乳头变得扁平或者往内缩，宝宝就不太容易含住。为了更顺利地哺喂母乳，一旦发现可能存在乳头扁平或凹陷问题，请及时咨询医生。

让宝宝吸吮

最好是宝宝一出生，妈妈就把宝宝抱到怀中或放到胸前与他进行肌肤接触，同时尝试让它吸吮自己的乳房。妈妈的身体越早与孩子接触，母婴之间的沟通就越容易建立起来，而且有助于宝宝及时养成科学吮吸的习惯。

不管乳房中奶水多少、有没有奶水，经常让宝宝吸吮乳房能起到刺激乳房分泌的作用，妈妈和宝宝也能在这个过程中学习到更多的经验。

树立信心

分娩完毕，很多妈妈的乳房还是柔软的，没有涨奶，她们很容易就会想到母乳不够这个问题，其实这种担心是多余的，除了多胎或其他原因，妈妈的奶水通常都是够用的，而且奶水的分泌还会随着宝宝的需求自然而然地增多。由于担心而紧张焦虑的心情，也会影响宝宝，使宝宝也焦虑了，从此拒绝食用母乳，为以后的喂养带来麻烦。

妈妈要有信心、有耐心，坚持科学的喂奶方式，最多只需一周，就能与宝宝达成默契，母乳喂养将成为习惯。

正确的哺乳姿势

在哺乳期内，妈妈要采取正确的哺乳姿势，这样宝宝才能够顺利吸吮母乳，得到营养的补充。如果哺乳姿势不对，影响宝宝的吸吮，不仅宝宝得不到喂养，妈妈的乳汁也会由于刺激减少而减少分泌，为今后的哺乳带来麻烦。

坐姿抱法

在椅子上哺乳时，可以在椅子前面放一个矮脚凳，这样妈妈可以双脚踩在上面以抬高腿部；坐在床上哺乳时，可以在背后多放几个枕头，帮助妈妈坐直。此外，还可以在膝盖下垫上枕头，腿上和抱宝宝的胳膊下也各放一个枕头。

让宝宝的身体横躺在妈妈怀里，整个身体对着妈妈的身体，脸对着乳房。宝宝的头和身体应该保持一条直线，不要向后仰或歪着，不要让宝宝的身体摇晃而偏离你的身体。不要让宝宝扭头或是伸长脖子才能够碰到乳头。

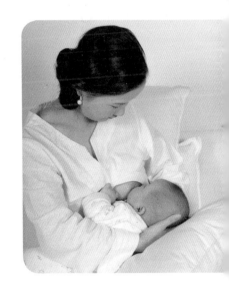

侧卧抱法

宝宝和妈妈面对面侧身躺着。为了让这个姿势更舒服，可以在头下放两个枕头，背后放一个，上面的腿下放一个，宝宝背后也塞一个枕头。

让宝宝面向妈妈，侧身躺在妈妈的臂弯里（如果妈妈还处于剖宫产恢复期，需要有人帮助调整宝宝的位置，使宝宝的嘴巴对上妈妈的乳头），用一只手轻轻抱住宝宝的腰背部。

侧卧姿势对夜间哺乳及午睡哺乳非常适用，但刚开始母乳喂养的时候，侧卧姿势并非最好的选择，因为这个姿势使新妈妈不容易调整宝宝的头部，引导他衔乳。最好在宝宝养成了良好的衔乳习惯之后，再使用侧卧姿势。当然，如果由于身体原因必须躺着喂奶，则另当别论。

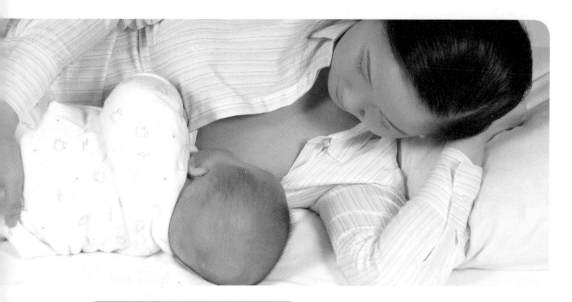

🍃 正确握乳房的姿势

许多妈妈习惯用剪刀手的姿势去握乳房，这种姿势不利于母乳的分泌。

正确握乳房的姿势应该是手贴在乳房下的胸壁上，拇指在上方，另外 4 个手指捧在下方，用食指托住乳房，形成一个"C"字。注意手指要离开乳晕一段距离，不要离乳头太近。

🍃 宝宝是否在有效吮吸

只看到乳晕的外围部分。宝宝吮吸时，应该含住了乳晕的大部分，从你的视野看去，只能看到乳晕的外围。

不应有"吧嗒吧嗒"的声音。如果宝宝吮吸时发出"吧嗒吧嗒"的声音，不要以为宝宝在津津有味地喝母乳，恰恰相反，这是他没有正确衔乳、难以吸出母乳的信号。如果宝宝正确衔乳的话，你应该能听到宝宝吞咽的声音。

下嘴唇呈外翻状态。正确衔乳时，宝宝的嘴唇呈外翻形状，同时舌头会伸出来抵在下牙龈上方，并在乳头周围形成一个槽，缓和来自下颌的压力。

耳朵前方的肌肉会动。宝宝吮吸时，你能看到他耳朵前方的肌肉在动，表明吮吸有力有效，动用了整个下颌。如果看到宝宝脸颊中间有凹陷，则表示衔乳不当，凹陷是宝宝嘴巴没有和乳房连接好造成的。

下颌紧贴乳房，呼吸通畅。正确衔乳时，宝宝的下颌应该紧贴妈妈的乳房，鼻子也轻轻地碰到乳房，但鼻孔不会被遮住，呼吸还是很顺畅。如果你的乳房阻挡了他的鼻孔，可以将他的屁股拉近点儿或者稍微抬高你的乳房，以助于宝宝呼吸。

宝宝呛奶，调整哺乳姿势

有时候由于妈妈母乳丰富，乳汁流出过快，宝宝吸吮时会不由自主地呛奶，这时候妈妈要注意在宝宝由于呛奶不舒服而及时调整哺乳姿势。

在给宝宝喂奶时，脚踩在小凳上，抱好宝宝，以拇指和食指轻轻夹着乳头喂哺。

另外，妈妈胀奶时，可以用吸奶器吸出来一些，减慢奶流速度后再喂宝宝，这样会降低呛奶的概率。

月嫂指导

宝宝吐奶怎么办

吐奶是婴儿在吃固体食物之前常有的现象，具体表现为宝宝会将胃中的奶水通过嘴排出来，而且量比较多，有时候还会有奶块，有酸味。婴儿吐奶有生理性和病理性之分。正常婴儿，每天都会有1~2 次吐奶；消化功能紊乱或消化道梗阻的婴儿，吐奶频率更高。

宝宝生理性吐奶时，妈妈不要太紧张，这是因为宝宝的胃部和喉部尚没有发育成熟。当宝宝发生了吐奶，妈妈要尽量避免宝宝将奶水吸进气管，导致呛奶。

同时妈妈最好学习一些避免吐奶的方法，如以少量多餐的原则喂养宝宝；喂奶的时候不要太急，中间可稍停片刻；每次喂奶后都让宝宝趴下，轻轻拍打其背部；喂奶完毕不要让宝宝马上平躺，应使其上半身稍稍挺直；喂奶完毕，不要立刻逗弄宝宝，也不要摇晃宝宝，宝宝太激动也会造成吐奶。

喂养过程中常见的问题

妈妈在喂养宝宝的时候常常会遇到许多问题，比如怎么知道宝宝吃饱了没？宝宝的营养吸收够不够？以及在喂养的过程中遇到宝宝咬乳头要怎么办？自身的涨奶疼痛又要如何缓解等问题。

宝宝如何传达饱、饿信息

有时妈妈对宝宝的饱饿状况总是不太清楚，往往以为宝宝哭就是饿了，睡着了就是吃饱了。事实上，宝宝会通过他的举动向你传达饱、饿的信息。

宝宝饿了，他就会饥饿性哭闹：用小嘴找乳头；当把乳头送到嘴边时，会急不可待地衔住，满意地吮吸；吃得非常认真，很难被周围的动静打扰。

宝宝饱了，他就会吃奶漫不经心，吮吸力减弱；有一点儿动静就停止吮吸，甚至放下乳头，寻找声源；会用舌头把乳头抵出来。

宝宝咬乳头怎么办

宝宝咬乳是一种自然的行为，当宝宝吃饱，想跟妈妈闹着玩时，到了长牙期时，都会不经意地将妈妈咬痛。遇到这种情况，妈妈即使很痛，最好也不要惨叫，否则会将宝宝吓得不敢吃母乳。但妈妈也不能任由宝宝这样咬自己，可以试试下列几种方法帮他改正。

轻弹宝宝的脸蛋。如果宝宝正在咬乳头，妈妈就用手指轻弹他的脸蛋，宝宝就会因为刺激而松开乳头。

快速拔出乳头。喂奶快要结束时，如果宝宝的嘴稍微有些松开，这就说明他可能要咬乳头玩了，妈妈要及时拔出乳头，不让他养成含乳头玩的习惯。如果乳头拔得不及时，宝宝已经在咬了，妈妈可以把手放在宝宝口中终止他的举动。

让宝宝知道你的情绪。宝宝与妈妈之间的沟通是比较容易的，宝宝可以通过妈妈的语气来揣测妈妈的情绪。一旦宝宝做出咬人的动作，妈妈就表现出很生气的样子，可以阴沉着脸，告诉他不要这样，并且做出再咬就不给吃奶的举动，宝宝也会改掉咬人的习惯。

🌸 奶水不够怎么办

奶水少是一个大问题，大人吃不饱会头晕眼花，宝宝吃不饱不但会难受得大哭，还会因为体内水分不足而导致便干，更严重的是，奶水少还会直接导致宝宝体内营养成分不足而影响宝宝身体和智力的发育。

解决奶水少的问题，可以从以下几个方面入手。

经常换边喂

孩子每吃3~5分钟，就为孩子换一个乳头，这样可以刺激乳房，促进母乳分泌，确保两只乳房均衡分泌，而且可以提高孩子吸吮的兴趣。

鼓励孩子吃奶

尽可能让孩子吃奶的时间长一些，这样做也有助于刺激乳房。很多婴儿正在吃奶的时候可能会慢慢睡着，奶水少的妈妈们，这时候要温柔地将孩子唤醒，然后将乳头放到孩子嘴边，让他继续吸吮。

不要养成吸奶嘴的习惯

有的妈妈经验不足，当孩子因为没吃够而哇哇大哭时，将一个奶嘴放到孩子嘴边吸吮，这种习惯久了会使孩子只吸吮奶瓶而不找寻妈妈的乳头。

正确的做法应该是让孩子吸吮自己的乳头，即使孩子吸吮不出奶水，至少也可刺激乳房，渐渐促进母乳的分泌。

妈妈要注意营养均衡

在日常生活中尽量吃各种营养丰富的天然食物，同时注意充分休息，情绪放松，不要有疲劳感，如此也可增加母乳的分泌。

🌸 如何缓解涨奶

开始哺乳后，妈妈就常体会涨奶的痛苦，那种充盈、肿胀、变硬、疼痛的感觉，令妈妈无比难受，坐卧不安。缓解涨奶痛苦的方法，有以下几种。

热敷

热敷可以促进乳房血液循环，有助于消除乳块使原本阻塞的乳腺变得通畅，减轻乳母的憋、胀感。妈妈在热敷的时候，注意不要敷乳头和乳晕，否则容易烫伤皮肤，造成乳头疼痛。

注意：冷敷也可以降低疼痛，但它并不能改善乳房的血液循环速度，所以冷敷的方法最好在奶汁挤出之后再使用。

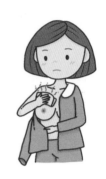

按摩

在热敷的同时，对胀痛的乳房进行按摩，也可促进乳房的血液循环，消解乳房中的硬块。按摩的方式有很多，如可用双手拖住乳房，缓缓地从乳房底部按摩至乳头，母乳就被挤出来了，涨奶现象就会减轻。

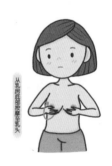

从乳房底部按摩至乳头

洗热水澡

热敷只是促进乳房的血液循环，洗热水澡可以通过促进全身血液循环来减轻乳房的胀痛感。

勤哺乳

涨奶是一种乳房内充满了奶水的现象，因此最好的方法就是将多余的奶水排出来。经常给宝宝喂奶就是排解奶汁的好方法，宝宝将乳房吸空了，自然就不涨奶。

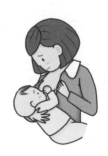

用吸奶器

人工挤奶比较难，妈妈可借助吸奶器的作用将过多的母乳挤出来。

如果乳母的乳房出现红、肿、热痛等现象，这些方法就难以起作用了，需要及时看医生。

断掉母乳的方法

自然断奶是对宝宝、对妈妈都不会产生副作用的完美断奶方式。不过，并不是所有的妈妈都能耐心地等到宝宝自然断奶的那一天，并且有的妈妈并不打算长期哺乳，如果妈妈决定要给宝宝断奶，一定要先做好准备，循序渐进地断奶。

让宝宝自然断奶

宝宝1岁时，母乳和以前一样富含营养，但由于宝宝可以吃很多种食物，所以母乳不再是宝宝主要的营养来源。对宝宝来说，母乳是精神安定剂。

两岁时，宝宝开始懂得体贴母亲。比如，母亲乳头皲裂疼痛时，有的宝宝看到母亲的伤口和表情，就会从那天起不再要吃奶。

一般来说母亲只要如此耐心对待宝宝，不必强迫，大多数的宝宝都会在1~3岁时自然断奶。在这一时期，母亲要尽量满足宝宝的愿望，但是母亲不要为了安慰宝宝，主动给他喂奶，这样不利于宝宝断奶。

掌握断奶的方法

宝宝断奶时若是哭闹情绪不安，可以让另外的照顾者取代妈妈安抚抱抱宝宝。

一岁之前的宝宝，若是晚上醒来次数增加让母亲感到有些累时，可以使用奶嘴安抚，待妈妈断奶后再由妈妈调整宝宝心情，拿掉奶嘴。

刚断奶时可以逐次减少喂奶次数，延长间隔时间，如从一天喂三次，到一天只喂早、晚两次，再变成一天一次。等宝宝适应良好后，开始不喂。若是宝宝变的十分黏人，等妈妈完全断奶后，再抱宝宝安抚。

妈妈开始断奶时，应减少大量喝流质汤水。若真口渴，也应少量多次，还要减少抱宝宝的次数，避免刺激乳腺和母性而再度产奶和胀奶。

宝宝开始吃手或咬东西，嘴巴无法得到满足时，可以用点心、水果或是奶嘴先让宝宝的口欲满足，等妈妈退奶成功后再进行母爱的弥补。

喂母乳的母亲和宝宝之间会有微妙的感应，这种亲子喂乳中断时，母子之间很容易产生分离焦虑，这时母亲是非常辛苦的，家人要好好体恤，尤其是宝宝爸爸。但是离乳对宝宝也会有好的帮助，父母可以把离乳当作宝宝环境适应能力的培养。只要家人关爱，一周左右就可以断奶成功。若是太过黏人和放不下，会造成更多的亲子问题。

🍼 不可行的断奶方法

不可暂离宝宝来断奶。妈妈的离开会增加宝宝的焦虑感和精神负担，妈妈的突然不见会让宝宝产生极度的不安全感，从而对周围的环境和人产生不信任感，有的宝宝还可能因此而生病。

不可急于断奶。只要宝宝想吃奶就应该让他吃，如果母亲急于断奶，总抱着不及早断奶不行的想法，就会促使孩子对母亲的乳房恋恋不舍。如果让孩子减轻心理负担，给他一种随时都可以吃奶的感觉，孩子就会得到满足，也会轻松地断奶了。

不可突然断奶。突然断奶不仅对妈妈的身体不好，也会对宝宝的身心造成冲击，除非身体上有特殊的状况需要立即断奶。

建议断奶前 2~3 个月要逐渐增加食物，使断奶成为水到渠成的事。改喂固体饮食后，有些孩子食量稍减些是正常现象，不能采用威逼手段强制他多吃。要注意避免孩子用拒食手段要挟父母，达到满足他们不合理要求的目的。

🍼 断奶的时间的选择

最好选择在春秋两季断奶。因为夏天太热，宝宝很容易发生食物过敏、拉肚子或得肠胃病。而冬天又太冷，宝宝习惯于温热的母乳和妈妈温暖的怀抱，突然改变饮食习惯，容易受凉而引起肠胃道不适。所以春秋两季是最适宜的断奶季节，天气温和宜人，食物品种也比较丰富。

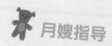
月嫂指导

有些妈妈可能还需要睡前喂奶，但可以由爸爸给孩子洗澡、讲故事，接管哄孩子睡觉的工作，最后孩子可能不用喂奶就能睡着。

配方奶粉喂养

配方奶粉是一种为了满足宝宝的营养需要，在普通奶粉的基础上加以调配的奶制品。与普通奶粉相比，配方奶粉去除了奶粉中不适于婴幼儿吸收利用的成分，并添加了一些营养成分使之更接近母乳。

配方奶粉的营养成分

必需脂肪酸是人类正常生长发育和维持健康必不可少的脂肪酸。由于人类无法合成 ω~3和 ω~6，因此只能从膳食中获得。ω~3的前体亚麻酸和 ω~6的前体亚油酸被称为必需脂肪酸（EFA）。

核苷酸是母乳的天然成分。对于生长发育迅速的婴儿来说，细胞移殖分化快，核苷酸需求量剧增，所以在婴儿配方奶粉中添加母乳量的核苷酸将有利于婴儿的生长发育。

DHA俗名脑黄金，学名二十二碳六烯酸，经研究，DHA对大脑和视网膜发育起重要作用；AA（ARA）学名二十碳四烯酸，又名花生四烯酸，AA对人体的生长发育有重要作用。

选择配方奶粉的基本原则

适合的就是好的

其实，奶粉只有适合宝宝的才是最好的。奶粉的价格再高，包装再精美，牌子再硬，都比不上宝宝吃得健康。

适合宝宝的奶粉，首先是宝宝食后无便秘、无腹泻，体重和身高等指标正常增长，宝宝睡得香，食欲也正常。其次宝宝食后无口气、眼屎少、无皮疹。

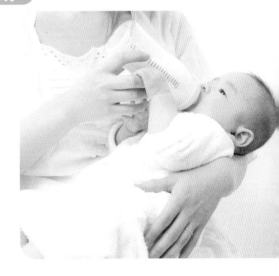

越接近母乳成分的越好

目前市场上配方奶粉的成分大都是接近于母乳的，只是在个别成分和数量上有所不同。例如母乳中的蛋白质有27%是α~乳清蛋白，而牛奶中的α~乳清蛋白仅占全部蛋白质的4%。α~乳清蛋白能提高蛋白质的生物利用度，同时有助于婴儿睡眠，促进大脑发育。

按宝宝的健康需要选择

早产儿消化系统的发育较顺产儿差，可选早产儿奶粉；对缺乏乳糖酶、患有慢性腹泻、有哮喘和皮肤疾病的宝宝，可选择脱敏奶粉；急性、长期慢性腹泻或患有短肠症的宝宝，可用水解蛋白配方奶粉。最好在医生的指导下进行选择。

♥ 常见的问题及其应对方法

宝宝便秘

牛奶中的蛋白质以酪蛋白为多，在小儿胃酸的作用下凝固成硬块，不易消化，可引起大便干燥、发硬，出现便秘。

可以为宝宝选购添加了膳食纤维的配方奶粉，平时要给便秘的宝宝多喝些水或者果汁，也可以为宝宝做一下腹部按摩，将双手放在宝宝肚子上依顺时针方向打圈，每天两次，每次揉30圈。

换奶粉导致腹泻

不同品牌的配方奶粉在成分上会略有不同，味道也就不一样了，对宝宝来说，也就存在着不同成分所导致的腹泻。

不过一定要换奶粉的话要慢慢来，最好一顿一顿地逐渐代替。如果之前的奶粉一直吃着不错，建议不要更换。同时在换奶期间导致宝宝腹泻的原因可能还有很多，例如奶瓶被污染、消化道感染等。

宝宝不吃奶粉

从出生后一直吃母乳的宝宝，突然给他改吃配方奶粉，很多宝宝一时不能接受，出现拒奶的现象。爸爸妈妈需要耐心引导，不可全部归罪于奶粉，可能是宝宝不喜欢奶嘴、喂养方式不对或口味和母乳不接近等原因。

PART **9**
月嫂帮助你，成功喂养母乳

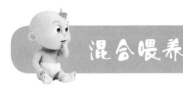

混合喂养

母乳喂养虽然能为孩子提供更多的营养，但随着科技的进步，奶粉的成分也在逐步接近母乳，只要方式得当，人工喂养也同样能保持宝宝的健康，因此混合喂养就成为大多数妈妈的首选。

让宝宝接受人工喂养

宝宝从母乳喂养转化到人工与母乳综合喂养需要一个过程，妈妈要让宝宝逐渐适应，不要一出去工作就对孩子立刻采取人工喂养的方式。因为乳头和奶瓶毕竟是不一样的，宝宝要重学一套吸吮动作，需要一定的学习时间。

为了促进学习，妈妈可以在宝宝喂奶之前将自己乳房内的母乳排空，这样宝宝饿的时候吸吮不到奶，便会无条件地接受奶粉喂养。可能会有些婴儿宁愿挨饿也不接受奶瓶里的母乳，妈妈可以选择离开，让其他家庭成员用奶瓶给孩子喂奶，这样宝宝会容易接受一些。

混合喂养的宗旨是二者互相穿插，而非突然停掉母乳。即使宝宝已经能接受奶粉喂养，妈妈也不要一下子就中断母乳的喂养，下班回来之后仍需给宝宝哺乳，这样可以让宝宝接受到优质母乳，也能避免妈妈涨奶的情况。

给宝宝喂水

理论上3个月以前的宝宝是可以不需要再给他额外喝水的。如果勉强给宝宝喂水，宝宝是无法承受的，因为他的胃中已经充盈了，喂水只会影响他的食欲。但在两种情况下，婴儿是准许被喂水的。

刚出生后。婴儿在出生后要拉墨绿色的胎便，只有胎便拉完之后才可以吃奶，在此之前只能让他喝水。

天气炎热潮湿致使婴儿脱水和婴儿发烧时。这个时候婴儿体内的水分已不足以满足代谢和蒸腾的需要，水就变成了婴儿的必需品，可以适当补充。

需要指出的是，即使允许给宝宝喂水，水量也不宜太多，且宝宝所喝的水，最好是凉开水，冬天则稍微温一点，以不凉为宜。

145

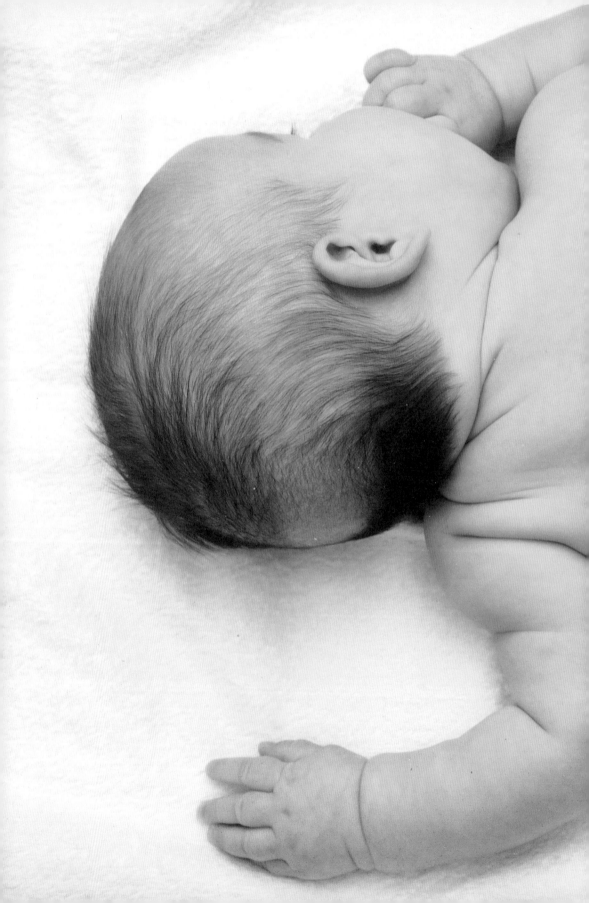

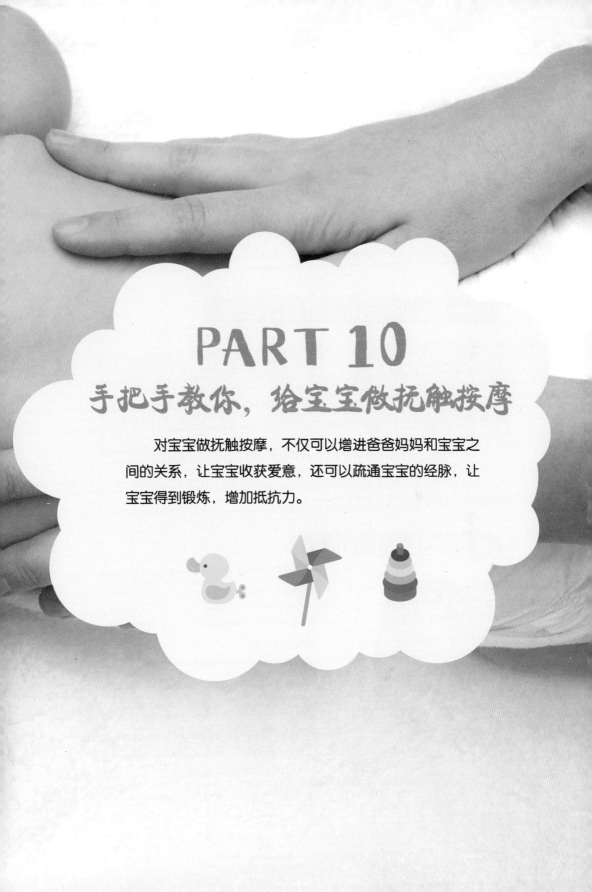

PART 10
手把手教你，给宝宝做抚触按摩

对宝宝做抚触按摩，不仅可以增进爸爸妈妈和宝宝之间的关系，让宝宝收获爱意，还可以疏通宝宝的经脉，让宝宝得到锻炼，增加抵抗力。

通过抚触传递爱

宝宝的抚触按摩是一件高贵又神圣的工作，除了父母外，没人能取代。抚触按摩是宝宝和爸爸妈妈之间一项充满爱的互动，通过爸爸妈妈的手，宝宝接收到爱，抚触宝宝的爸爸妈妈，是宝宝爱的启蒙导师。

抚触按摩要由爸爸妈妈来做

每一个宝宝都是独一无二的，喜欢被按摩的时间、角度、力道都有所不同。而妈妈对于自己的孩子都有一种"天生的感应"，可以知道宝宝的感受与情绪。

妈妈亲自为宝宝按摩，可以帮助妈妈通过"观察"，了解自己的宝宝喜欢什么、需要什么及学习与宝宝沟通。

在早期，宝宝和妈妈是一种"共生"关系，宝宝高度依赖妈妈的照顾，所以对于刚刚出生的宝宝来说，爸爸就是一个"第三者"，爸爸想要拉近宝宝跟自己的距离，就要多和宝宝接触，多抱抱宝宝、多给宝宝做抚触按摩。

抚触按摩前的准备

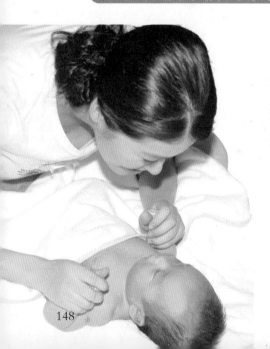

腹式呼吸可以消除爸爸妈妈一天下来的疲劳，放松爸爸妈妈的心情，让心境宁静平和，在给宝宝按摩之前一定要记得调整呼吸。由鼻慢慢吸气，鼓起肚皮，每口气坚持10~15秒，再徐徐呼出，每分钟呼吸4次。

爸爸妈妈可以把双手放在离宝宝很近的身体部位，但是不触动宝宝的身体，观察宝宝是否排斥你的靠近，说"宝贝，妈妈现在要替你按摩啰，你想不想啊"的话。一开始宝宝是不知道你要干什么的，只有跟宝宝沟通了，宝宝才会更好地配合爸爸妈妈。

选择合适的按摩油

刚刚出生的宝宝皮肤是很娇嫩的，不能接受任何的强刺激，所以妈妈在给宝宝选购按摩油时必须遵循植物性、冷压性、无香味三大原则。丰富多样的精油市场，虽然给予我们充分的选择余地，但到底选哪一款更好呢？

一般来说，纯精油的刺激性比较大，绝大多数单方精油都需稀释后才能使用，对于婴儿来说剂量要更加低。所以为了宝宝的安全，不建议用纯精油来给宝宝按摩，妈妈们可以选择基础油或已经与基础油调和过的按摩油。

推荐适合宝宝的基础油

橄榄油

橄榄油富含与皮肤亲和力极佳的角鲨烯和人体必需脂肪酸，有利于人体的吸收，可以有效保持皮肤弹性和润泽。

甜杏仁油

甜杏仁油可调理面疱皮肤、滋润及软化肤质，对于舒缓瘙痒、红肿与干燥有帮助。各位妈妈购买时注意不要与苦杏仁油混淆，因为苦杏仁油有毒，不可使用。

葡萄籽油

葡萄籽油是基础油中相当受欢迎且效果卓越的品种之一。能增强肌肤的保湿效果，质地清爽不油腻，易为皮肤所吸收。

对按摩油做安全测试

无论选择何种按摩油，在第一次给宝宝使用时，应先做安全测试。

取一两滴按摩油擦拭在宝宝的手肘内侧，约 15 分钟之后，观察宝宝被擦拭的地方是否有不良反应，若未出现任何红疹或不适现象，即可安全使用。

按摩前的准备工作

新生宝宝皮肤十分娇嫩，在给宝宝做抚触按摩前，爸爸妈妈要先做好清洗、保暖等的准备工作。清洗是为了不让大人接触的细菌传到宝宝身上，保暖则是为了防止宝宝受凉。做好准备工作后就可以开始为宝宝做抚触按摩啦。

做好双手的清洁

为了宝宝的健康，爸爸妈妈要对清洁引起足够的重视，主要是爸爸妈妈双手的洁净，以及用来给宝宝按摩的毛绒毯必须得干净。

爸爸或妈妈要用洗手液清洗双手，除去手上的细菌。爸爸或妈妈要用热水洗净双手，用热水洗手可以增加手掌温度，使宝宝感到更加舒服。

月嫂指导

1. 爸爸或妈妈应当将指甲剪掉并且打磨光滑，然后将佩戴的手表、戒指、手链等饰品摘除，以免划伤宝宝娇嫩的肌肤。

2. 如果爸爸或妈妈手部皮肤粗糙，需要在手心涂上宝宝专用的润肤露或者润肤油，避免擦伤宝宝的皮肤。爸爸或妈妈涂润肤露或者润肤油还可以将水分保存在宝宝的肌肤中，可以有效防止宝宝皮肤干燥、出疹。

3. 抚触用的按摩油最好盛在大口的容器中，便于妈妈或者爸爸随时取用。不过每次倒入的量不宜过多，以免用不完而造成浪费。

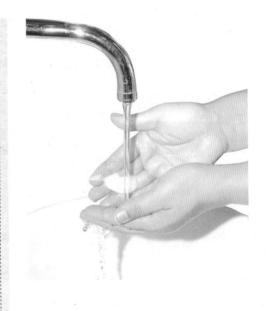

🐾 做好宝宝保暖工作

　　虽说宝宝的新陈代谢快，没有大人们想象中的那么怕冷，但是宝宝毕竟幼嫩，尤其是身体较弱的宝宝一不小心着凉就麻烦了，腹泻、咳嗽会让宝宝很痛苦，也会让妈妈很头痛。所以，为以防万一，在给宝宝做抚触按摩的时候，爸爸妈妈还是要做必要的保暖工作。

　　准备两个法兰绒毯或者纯棉大毛巾、羊毛毯，以备用来垫、盖；室内温度的控制，夏天最好在26℃左右，冬天控制在28℃左右；最后就是爸爸妈妈给宝宝按摩的手，必须温暖，尤其是在冬天，爸爸妈妈必须注意。

🐾 婴儿鸟巢做法

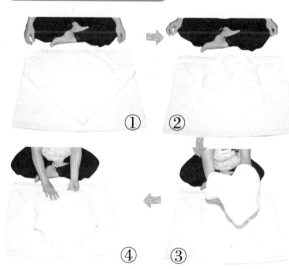

① ② ④ ③

Step1 将法兰绒大毛巾平铺，折叠成适合大小的方块（约80cm×80cm），用折叠的方式分别将毛巾的四个角折叠起来，使毛巾成一个菱形状。

Step2 将菱形毛巾的四个菱角分别往里折叠起来，这样在毛巾的中间就形成了一个柔软的凹陷处。

Step3 取另外一块毛巾，用折叠的方式分别将毛巾的四个角折叠起来，使毛巾成一个菱形状，然后搭在原来的那个毛巾上面。

Step4 把上面菱形毛巾的四个菱角分别卷进底下毛巾里面，这样婴儿鸟巢就做成了。

✿ 子宫房做法

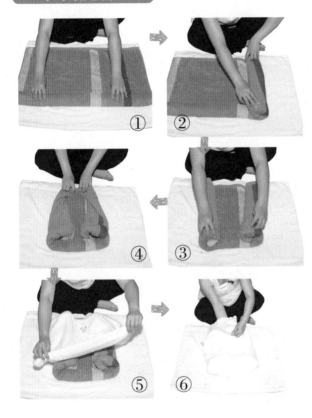

① ② ③ ④ ⑤ ⑥

Step1 将法兰绒大毛巾平铺，折叠成适合大小的方块（约80cm×80cm），用卷曲的方式把毛巾的前侧卷约1/5的长度。

Step2 妈妈再用卷曲的方式把毛巾的左侧卷曲起来。

Step3 把毛巾的另一侧也卷曲起来，与左侧的卷曲形成对称，成为一个U形。

Step4 把毛巾四个角稍微往内折叠一点，这样中间就会形成一个凹陷处。

Step5 选择另外一个毛巾覆在上面，并把之前卷曲好的U形毛巾包起来。

Step6 子宫房铺好之后，因为中间会比较空一点，妈妈可以选择塞入一个比较柔软的小枕头，放在中间的位置，这样的话妈妈铺好的子宫房就会柔软一些，宝宝趴在上面或者是躺在上面都会感觉很舒服。

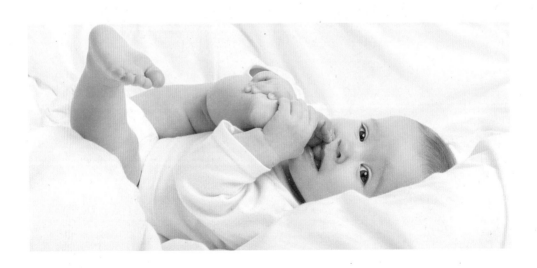

💛简约法

使用喂奶枕，用法兰绒毛巾平铺折叠成适合大小的方块（约 80cm×80cm），用折叠的方式分别将毛巾的四个角折叠起来，使毛巾呈一个菱形状；然后将菱形毛巾的四个菱角分别往里折叠起来，这样在毛巾的中间就形成了一个柔软的凹陷处；最后在凹巢中间放入一个柔软枕头，就可以为宝宝着手按摩了。

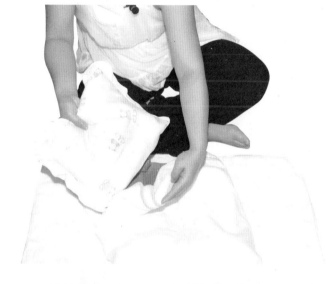

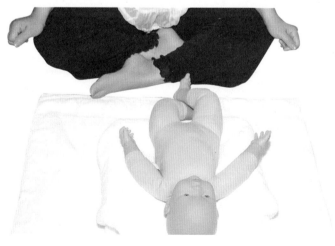

正确的抚触按摩

正确的抚触按摩，不仅可以增进爸爸妈妈和宝宝之间亲密的关系，让宝宝从中获得安全感与爱，还可以疏通宝宝的经脉，促进宝宝体内血液循环、加速新陈代谢，使宝宝得到锻炼，增加宝宝的抵抗力。

脸部按摩

先从脸部做按摩，让宝宝认知替他做抚触按摩的人，并感受这种爱的安全感和亲情。脸部按摩可以让宝宝学习父母亲脸部的表情，宝宝出生4个小时后，即会模仿爸妈的脸部表情，产生安全感的认知。还可以增加宝宝的睡眠质量。

Step 1

简简单单地在床中间铺一个比较柔软的毛巾，准备好精油，我们就可以开始给宝宝按摩了。

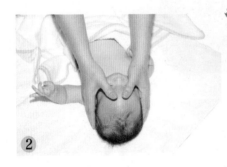

Step 2

将宝宝平放在法兰绒毛巾上，与宝宝进行"交流"之后，双手轻轻地接触宝宝的肩膀，并告诉宝宝，要帮他按摩了。然后用双手大拇指轻轻地由里向外抚触宝宝的额头，反复3~4次。

●**专家指点：**妈妈在为宝宝做抚触按摩的时候，可以慢慢地凑近宝宝的脸，让宝宝能看到妈妈的脸（新生儿宝宝的视线距离通常是20cm左右），同时还可以轻轻地跟宝宝说话，让宝宝感受到妈妈的爱。

Step 3

双手大拇指轻轻地由里向外抚触宝宝的眉骨部位，反复 3~4 次。

●**专家指点：**眉骨接近宝宝的眼睛，妈妈可不要碰到宝宝的眼睛哦，因为这样宝宝很容易受到惊吓。

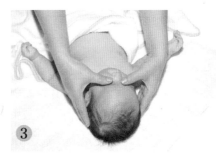

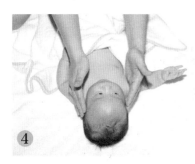

Step 4

双手大拇指伸直，其他四指并拢，以画小圆圈的方式，轻柔地抚触宝宝太阳穴的位置，反复 3~4 次。

Step 5

双手大拇指轻轻地由上至下抚触宝宝的鼻子两侧，反复 3~4 次。然后再划向宝宝左右两侧的颧骨至耳朵两侧，反复 3~4 次。

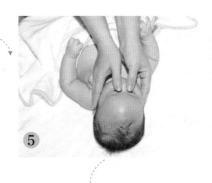

Step 7

最后再由头到脸顺着轻抚一遍到肩膀结束。

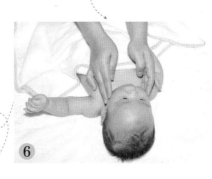

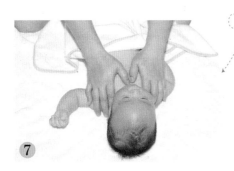

Step 6

利用双手中间 3 个指腹，轻轻地由外至内抚触宝宝的脸颊，反复 3~4 次。

胸腔按摩

在日常生活中，我们一般运用的都是肺部呼吸，约可摄取吸入空气中6%的氧气，但如果借由腹式呼吸，则可将氧气的摄取量提高10%。心、肺区是供给脑部血液和养分的重要部位，也是宝宝反应情绪最起伏的器官。心、肺区域的心脏每分钟平均心跳达到80~120下，其中还有一个乳糜池，它是淋巴总汇的部位，宝宝体内的废物毒素都可以借由这一汇集地排出。

而给宝宝做胸腔抚触按摩，平缓、轻柔的手法，可以在吸吐之间，帮助宝宝放松和平和呼吸，并加深宝宝呼吸的深度，这样可以让氧气更深入宝宝身体，增加宝宝血液中的含氧量。胸腔抚触按摩还可以刺激到宝宝的乳糜池，让淋巴更顺利地排出宝宝体内的废物毒素，进而增加宝宝的免疫能力。

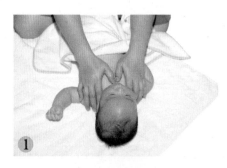 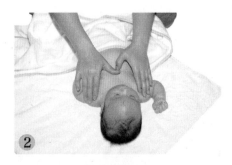

Step 1

首先，妈妈把温软的手放在宝宝肩膀的位置做深呼吸，反复 2~3 次。

Step 2

妈妈的双手分别轻轻地放在宝宝的双肩位置，手指接触宝宝的皮肤，如一个心的画法，缓缓地向宝宝的胸腔方向滑动，平缓而注视宝宝的反应，反复 3~4 次。

●**专家指点：**妈妈的手指在宝宝皮肤上滑动的时候，也可以轻轻地做一些手指弹动宝宝的动作，也许宝宝会更喜欢！

Step 3

妈妈的左手轻轻地放在宝宝的左肩位置，手指接触宝宝的皮肤，缓缓地向宝宝的胸腔右侧方向滑动，同时，妈妈的右手轻轻地放在宝宝的右肩位置，缓缓地向宝宝的胸腔左侧方向滑动，形成一种交替式的交叉抚触按摩，反复3~4次。

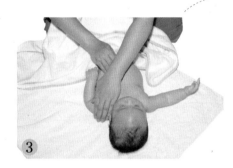

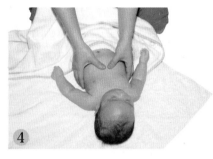

Step 4

妈妈可以用大拇指从宝宝的腹部的中间往外侧画"八"字，反复3~4次。

●**专家指点：**妈妈的拇指指腹在宝宝肚子上滑动，同时也可以唱柔和一点的歌给宝宝听，让宝宝感受妈妈的爱！

Step 5

妈妈轻轻地用指腹在宝宝的胸腔中心、胃的部分轻轻揉按。

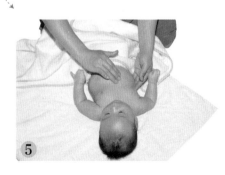

腹部按摩

　　腹部是宝宝肠道的迷宫，腹腔内藏着除心、脑、肺之外的全部脏器，还包括消化系统、造血系统、生殖系统、泌尿系统、内分泌系统及淋巴系统的一部分，并拥有大量的血管神经。所以对于宝宝的腹部我们不得不引起重视。

　　经常帮宝宝做腹部的抚触按摩，可以帮助宝宝肠胃的消化和吸收，也可以促进宝宝造血系统、血管神经的发育，有助于宝宝身体免疫力的提高和废气毒素的排出，经过按摩轻抚后，宝宝往往很容易排气、打嗝，进而全身通畅。

　　所有的妈妈都深有体会，宝宝喂奶后经常会有腹胀、打嗝的症状，传统上，都是通过妈妈轻拍宝宝的背部来缓解，但是，若给宝宝做腹部的抚触按摩，因抚触按摩是以顺时针方向抚触，与肠子消化方向一致，是有助宝宝肠胃蠕动的，以一次腹部按摩3~5分钟来说，比传统拍宝宝的背部的方法来得直接有效。

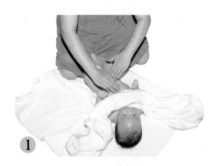 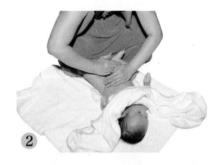

Step 1

妈妈的双手手掌接触宝宝腹部的皮肤，从肚脐为中心，双手手掌呈交叉式画圈，对宝宝腹部进行抚触按摩，反复 3~4 次。

●**专家指点：** 新生儿宝宝都很怕身体赤裸，这样他会没有安全感，所以妈妈在做抚触按摩的时候可以在宝宝身上盖一条柔软的毛巾，而且还可以达到保暖的效果。

Step 2

妈妈的双手手掌接触宝宝腹部的皮肤，在肚脐上方，双手手掌交替式地由上至下对宝宝腹部进行抚触按摩，反复 3~6 次。

Step 3

妈妈用拇指指腹对宝宝做腹部按摩，以顺时针方向在宝宝的肚子上以肚脐眼为中心画圆圈，在宝宝左边垂直按摩，加强肠胃蠕动，反复3~4次。

●**专家指点：**因按摩是以顺时针方向抚触，与肠的消化方向一致，有助于宝宝肠胃蠕动，反复3~4次。

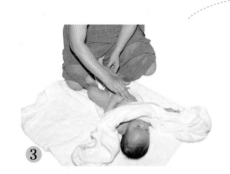
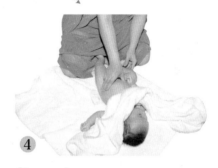

Step 4

Step3 也可以改用除大拇指之外的四指指腹对宝宝做腹部按摩，其余操作一样。

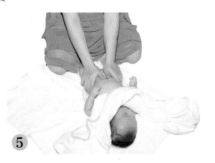

Step 5

妈妈用拇指指腹对宝宝做腹部按摩，以宝宝的肚脐眼下方为中心，向外平行画开至身体两侧，反复3~6次。

手部按摩

宝宝的双手，是宝宝探知世界的第一个玩具，宝宝一出生双手就有抓握的本能。抓握是宝宝发育的一项重要的里程碑。只有学会抓握，他才能开始玩耍。抓握也是宝宝自己吃饭、看书、写字、画画和照顾自己的第一步。宝宝从 3 个月起，就会开始集中精力学习抓握，每个月都会有进步。如果再加上爸爸妈妈的帮助，宝宝双手的活动能力会发展得更快。

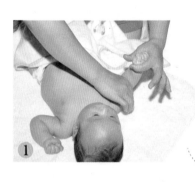

Step 1

一手握着宝宝手腕，另一只手由腋窝前臂向手腕滑动，反复 3~4 次。

Step 2

一手置放在宝宝上臂，用食指和拇指扣住，另一手跟着左右转圈画到手腕处，反复 3~4 次。

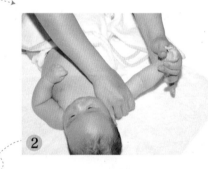

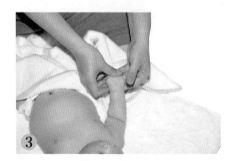

Step 3

按摩宝宝手背，拇指由上而下滑动，反复 3~4 次。

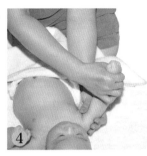

Step 4

一手握住宝宝手腕，一手由手腕向上臂方向滑动，反复 3~4 次。

Step 5

一手握住宝宝手掌，一手轻抚宝宝整只手臂，反复 3~4 次。然后妈妈用拇指指腹点动宝宝手心，反复 3~4 次。

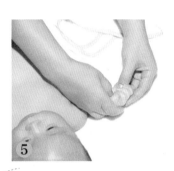

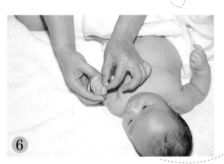

Step 6

宝宝平躺，身上用毛巾稍微盖一下，妈妈轻轻地捏捏宝宝的手指头，每个手指捏 3~4 次。

●**专家指点：**妈妈在捏宝宝手指的时候，可以给宝宝一种爱的抚慰。就像宝宝在吸吮自己的手指一样，宝宝的手在开始做抚触按摩的时候可能没有那么放松，往往会抓紧拳头，妈妈可要有点耐心，多抚触让宝宝放松了，拳头自然就张开了。

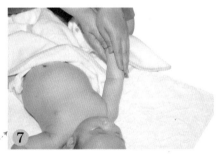

Step 7

妈妈用温软的双手捧住宝宝的小手，持续 5~10 秒，让宝宝感受一种安全感和妈妈的爱。

腿部按摩

　　针对腿部按摩对宝宝四肢成长方面的影响，研究人员曾经对6周大的宝宝进行过为期4个星期的实验。实验结果证明，有接受按摩的宝宝身高增加1厘米，上臂中围增加0.9厘米，小腿中围增加0.7厘米。由此可见，按摩对宝宝是多么重要。

　　影响宝宝四肢成长的还有神经系统的发育。人的神经系统是全身最先开始发育的部分，而后脑所管的平衡协调感是与四肢成长相关连的。所以想要宝宝长得高，爸爸妈妈就不能忽视宝宝后脑、后肢以及背部的脊椎神经的按摩哦，这些部位的按摩可以加快宝宝四肢的成长发育，对宝宝的造血功能也有非常大的刺激，同时还可以帮助宝宝和缓全身的循环系统，起到助眠、助消化的作用。

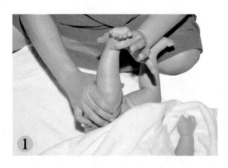 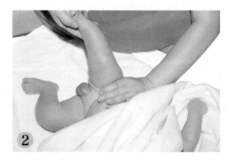

Step 1

一手扣住脚踝，一手向大腿方向滑动，两手交替 3~4 次。

Step 2

双手扣住宝宝大腿，左右摇动，按摩到脚掌部位 3~4 次。

Step 3

一手抓住宝宝的脚掌，一手由大腿轻抚直到脚底。

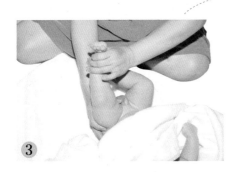

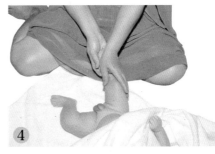

Step 4

脚掌按摩完，大面积抚触宝宝整条腿，让手转到另一只脚，再同样继续按摩。

Step 5

妈妈的双手托住宝宝的双脚抖动一下，让宝宝放松放松，停留 5~10 秒。

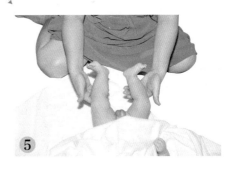

足部按摩

我们都知道，足部是整个人体的缩影，是很多内脏器官的反射区，它完整而紧密地联系着全身的脏腑器官，被称为"人的第二个心脏"。既然足部对我们这么重要，我们就不能忽视足部的健康。刚刚出生的小宝宝，在妈妈肚子里面发育也很好，身体一般是不会有问题的，爸爸妈妈只需要保护好宝宝就好了。

足部的抚触按摩，不仅可以调动宝宝体内的潜能，增强宝宝机体的抗病能力，还可以增强宝宝足部的支撑力，锻炼宝宝的平衡感。好的足部按摩还可以增长宝宝的身高、美化宝宝的脚形。

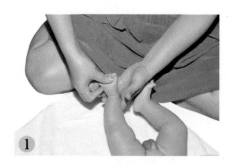 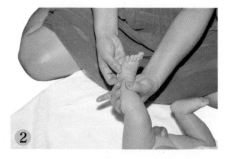

Step 1

大拇指交替，滑动脚背反复 3~4 次。

Step 2

大拇指滑动脚掌两侧，由脚趾头滑向脚踝处，反复 3~4 次。

Step 3

以拇指和食指揉按脚跟，反复 3~4 次。

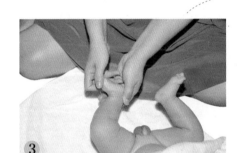

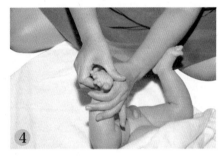

Step 4

在宝宝脚掌以拇指在脚底 1/3 处，左右画"一"字，反复 3~4 次。

Step 5

轻按每个脚趾头，反复 3~4 次。

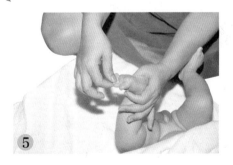

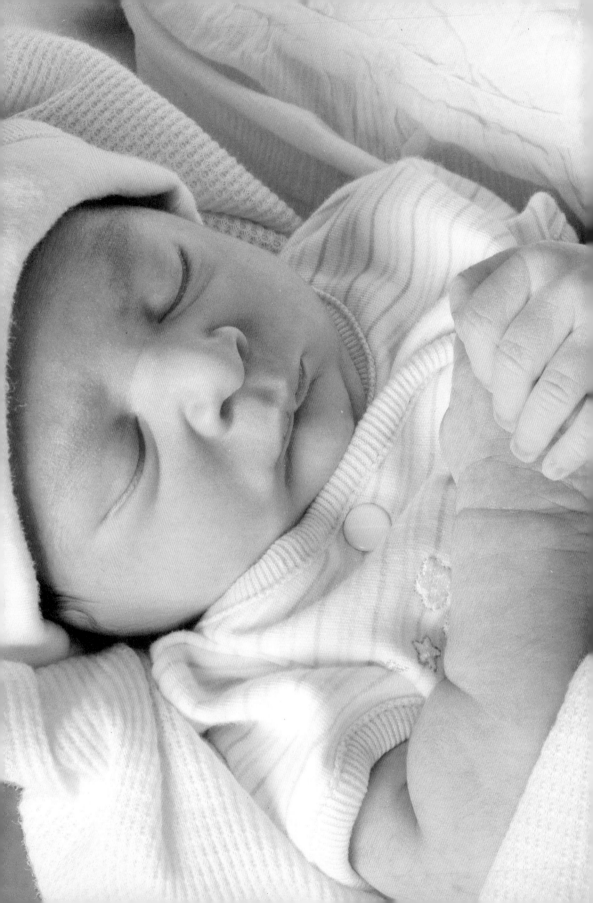

PART 11
宝宝常见疾病的护理

宝宝生病后症状常常不明显、不典型，若不能及时发现，常可引起不良后果。故妈妈及家人应了解一些基本知识，提高警觉性，以便及时发现宝宝的病症。

宝宝的常见疾病

新生儿属于特殊的人群，因其身体各方面系统、器官尚未发育成熟，稍不注意，很容易患病。根据临床统计，新生儿集中有以下几种常见病如：黄疸、鼻塞、鹅口疮等。本章将一一为您讲解新生儿常见病的预防及护理方法。

黄疸

很多妈妈看到宝宝皮肤变成了黄色，就很慌张，以为宝宝的黄疸症状很严重，有的甚至以为宝宝得了肝炎。其实大部分宝宝都会得黄疸，只要注意观察并及时护理，一般非病理性黄疸便会自愈，不必过于担心。

疾病简介

新生儿出生后，由于胆红素代谢过高而引起皮肤、黏膜及巩膜出现黄染的症状，这就是黄疸，一般分为生理性黄疸、母乳性黄疸和病理性黄疸。

生理性黄疸较轻微，通常7天以后就开始消退，混合喂养或人工喂养的宝宝10~14天完全消退，纯母乳喂养的小宝宝需要的时间长一些；母乳性黄疸持续时间较长，可达2~3个月，黄疸程度不会加重，并随着月龄增长而逐渐消退；若新生儿出生后24小时内出现黄疸，或黄疸减退后又重新出现且加重，可能是病理性黄疸，需及时就医。

宝宝患病的信号

① 按压宝宝手臂皮肤，若按压处呈白色就没有关系，呈黄色可能患病。

② 宝宝的肤色越来越黄，精神及胃口都不好，容易尖声哭闹，可能患病。

③ 宝宝的大便颜色变白，同时身体黄起来，就必须去看医生。

患病宝宝的护理

① 宝宝卧室不要太暗，白天使宝宝接近窗户旁边的自然光，让胆红素由于光化反应而发生结构改变并代谢。

② 因喂食不足所产生的黄疸，妈妈必须要勤喂母乳，不要用水补充或替代。

③ 若黄疸退了又变重，需及时就医。

鼻塞

鼻塞不一定就是感冒了，这一条"定律"特别针对新生儿。新生儿的鼻腔狭小，在鼻黏膜水肿或者有分泌物阻塞时易发生鼻塞，有的宝宝还会流出少量的鼻涕。

疾病简介

新生儿的鼻腔黏膜柔软娇嫩，并富有毛细血管，鼻腔通道短而狭窄，所以一旦有鼻涕积聚，逐渐干结后，往往会阻塞鼻孔，影响孩子的呼吸，造成吸奶困难，严重时会影响吃奶。如果房间的温度太低，宝宝鼻塞的症状会更加明显。

新生儿发生鼻腔堵塞是事出有因的，这是因为新生儿遇到轻微的感冒，鼻腔就容易充血、水肿，使原本狭窄的鼻腔显得更加狭窄和闭塞，同时，不断出现的鼻腔分泌物也是鼻子阻塞的常见原因。另外，母亲孕期若服用利血平等降压药，也会间接影响新生儿鼻子的通畅而出现鼻堵塞现象。

宝宝患病的信号

① 宝宝呼吸时鼻音很重，"呼哧呼哧"好像大人感冒鼻塞一样，到了晚上夜深人静的时候尤其明显。

② 有的宝宝还会流出少量的鼻涕，干燥后凝结成鼻屎，呈淡黄色。

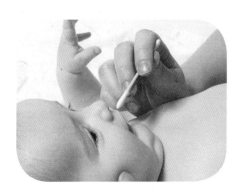

患病宝宝的护理

① 若是鼻黏膜充血、水肿引起的，可用 0.5% 麻黄素溶液点鼻，每侧鼻孔点一滴药，两个鼻孔点药的间隔时间为3~5分钟。

② 如果是由于鼻腔分泌物造成的阻塞，可用棉棍将分泌物轻轻地卷拨出来。若是干性分泌物，可用棉花毛刺激婴儿鼻黏膜引起打喷嚏，鼻腔的分泌物即可随之排出，从而使新生儿鼻腔通畅。

③ 用软布做成捻子，轻轻捻动带出宝宝鼻内分泌物。千万不要用镊子等硬物来为宝宝清理鼻腔，这样容易导致鼻腔损伤，严重的还会造成出血。

打嗝

新生儿打嗝是由于横隔膜突然用力收缩所造成的，是很常见的情形。新生儿打嗝可由多种原因引起，一般很短时间后会停止打嗝，这对宝宝是无害的，长大些会自然缓解。

疾病简介

新生儿容易打嗝的原因还不是很清楚，目前认为有以下几个原因：由于小儿神经系统发育不完善，导致膈肌痉挛，所以打嗝的次数会比成年人多；护理不当而导致小宝宝外感风寒，寒热之气逆而不顺，俗话说是"喝了冷风"而诱发打嗝；小宝宝乳食不节制，或吃了生冷奶水或过服寒凉药物而气滞不行，脾胃功能减弱、胃气上逆动膈而诱发打嗝；吃得过快或者惊哭后吃奶，在这种不恰当的时候哺乳，会造成小宝宝哽噎而诱发打嗝。

宝宝患病的信号

1 如果平时小宝宝没有其他疾病而突然打嗝，嗝声高亢有力而连续，一般是受寒凉所致，可给他喝点热水，同时胸腹部覆盖棉衣被。

2 如果宝宝因吃奶后腹部胀气，放下平躺时会打嗝。妈妈在宝宝喝完奶之后，多抱一会儿，轻轻拍宝宝背部，或是轻柔按摩腹部来帮助排气，可以预防宝宝打嗝及溢奶。

3 如果宝宝频繁地打嗝，同时食欲变差、体重减轻或频繁呕吐，就应该带宝宝到医院作详细检查。

患病宝宝的护理

1 喂奶姿势要正确，进食时要避免太急、太快、过冷、过烫。

2 如果宝宝打嗝是因为对牛奶蛋白过敏，可依医师指示使用特殊配方奶粉。

3 平时喂食宝宝要在安静的状态与环境下，千万不可在宝宝过度饥饿及哭得很凶的时候喂奶。

4 在宝宝打嗝时可用玩具或轻柔的音乐来转移、吸引宝宝的注意力，以减少打嗝的频率。

5 大点的宝宝，可以让其在喝奶的中间休息一下，让宝宝直立站在你腿上，轻轻地拍他的背排气，可避免连续打嗝。

鹅口疮

虽然大多数婴儿都会得鹅口疮，是新生儿较为常见的一种口腔炎症，初期也不会引起新生儿的不适。但妈妈及家人要开始做好护理工作，如果置之不理只会让炎症蔓延，而适当的护理也能让宝宝早日恢复，摆脱鹅口疮。

疾病简介

鹅口疮又名"雪口"，是一种由白色念珠菌感染引起的口腔疾病。

鹅口疮通常出现在宝宝的双颊两侧，有时也会出现在舌头、上腭、牙龈等位置，其表面是层叠白斑，看上去很像凝固的牛奶。一般来说，鹅口疮是由以下几个原因引起的。

接触了含有白色念珠菌的食物或衣物而感染；因乳具消毒不严、乳母乳头不洁或喂奶者手指污染所致；在出生时经产道感染，或见于腹泻、使用广谱抗生素或肾上腺皮质激素的患儿。

宝宝患病的信号

① 鹅口疮多累及全部口腔的唇、舌、牙根及口腔黏膜。

② 发病时先在舌面或口腔颊部黏膜出现白色点状物，以后逐渐增多并蔓延至牙床、上腭，并相互融合成白色大片状膜，形似奶块状，若用棉签蘸水轻轻擦拭则不如奶块那样容易擦去，如强行剥除白膜后，局部会出现潮红、粗糙、甚至出血，但很快又复生。

③ 患鹅口疮的小儿除口中可见白膜外，一般没有其他不舒服，也不发热，不流口水，睡觉吃奶均正常。

患病宝宝的护理

① 爸爸妈妈可以使用 2.5% 碳酸氢钠（小苏打）溶液，在哺乳前后对宝宝的口腔加以清洗。一般来说，连续使用 2~3 天病症即可消失，但痊愈后仍需继续用药数日方可有效防止复发。

② 切忌用粗布强行擦拭或挑刺宝宝的口腔黏膜，这样会引起局部损伤，加重感染。

③ 喂哺宝宝时，要鼓励宝宝多饮水；宝宝的食具一定要单独清洗，煮沸消毒。

④ 若情况越来越严重，爸爸妈妈应带宝宝及时到医院就医，以免耽误治疗。

湿疹

新生儿，特别是纯母乳喂养者，易在面部、颈部、四肢，甚至是全身出现颗粒状红色丘疹，表面伴有渗液，即为新生儿湿疹。其中患湿疹的宝宝，其病因若与遗传或过敏有关，长大后可能对某些食物过敏，如鱼、虾等，家长要留心观察。

疾病简介

婴幼儿时期的宝宝皮肤发育尚不健全，妈妈对宝宝的皮肤护理不当则很容易引发湿疹。

如果宝宝属于过敏体质，哺乳妈妈若食用了可能引发过敏症的食物，也会引起湿疹。动物皮毛、花粉、化纤织物等外物因素也会引发过敏症状，导致宝宝患上湿疹。

妈妈给宝宝喂食过多，导致消化不良也会使宝宝患上湿疹。另外，宝宝摄入太多的糖分，肠道有寄生虫，受到强光的照射或家族性遗传等因素都会引发湿疹。

湿疹起病大多在宝宝出生 1~3 个月，1 岁半时大多数患儿可以痊愈。

宝宝患病的信号

① 湿疹一年四季都有可能发病，多出现在宝宝的脸部、胸部及臀部，是极小的红色斑点或小痘痘，多成片出现，容易反复。

② 湿疹如果遇水或出汗会更加严重，所以宝宝大哭或者喝完奶后，发病部位会出现红肿的趋势。

月嫂指导

注意区分湿疹和痱子

痱子多出现在宝宝的额头、前胸、后背，表现为针尖大小的红色或白色小斑点，勤用清水洗可减轻。随着天气逐渐变冷或气温降低，痱子很快可以消失。

患病宝宝的护理

① 一般不严重的湿疹，可不做特别的治疗，注意保持宝宝皮肤清洁，用清水清洗就可以了。

② 如果怀疑是过敏或遗传，妈妈们要注意观察宝宝是否食用致过敏食物，如配方奶粉等。

③ 给宝宝穿的衣服要柔软、宽松，以免刺激到宝宝的皮肤。

④ 湿疹可能引起瘙痒，给宝宝戴上小手套，或将宝宝的胳膊稍稍束缚一下，不要让宝宝的小手乱抓而碰到患处。

⑤ 可以外用郁美净儿童霜或炉甘石洗剂，每天 2~3 次。

尿布疹

老人家常说的"红屁股"，即在医学上称为尿布疹或尿布皮疹的婴儿常见皮肤病。表现为与尿布接触部分的皮肤出现边缘清楚的鲜红色红斑，呈片状分布。严重时其上可发生丘疹、水疱、糜烂，如有细菌感染还会产生脓包。

疾病简介

婴儿排尿排便是无意识进行的，所以臀部会经常接触到湿尿片。由于尿液中含有尿酸盐，粪便中含有吲哚等多种刺激性物质，当这些物质持续刺激臀部皮肤，加上宝宝的皮肤非常娇嫩，就发生了红屁股。

另外，洗尿布时，如果不把洗涤剂冲洗干净，就容易刺激皮肤，一般情况下，由于白色念珠菌感染，容易导致被称为"脂溢性皮炎"的皮肤炎症。

宝宝患病的信号

① 开始仅见肛门周围皮肤发红，以后逐渐扩散至尿布所覆盖的皮肤，如臀部、会阴部、大腿内侧等。

② 严重者出现一些小水疱，局部有渗液或糜烂，还可继发细菌感染。

③ 由于局部的疼痛和不适，患儿常常哭闹不安。

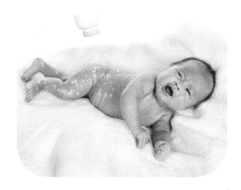

患病宝宝的护理

① 为了防止皮肤发疹，必须经常更换尿布，然后涂抹保护婴儿皮肤的护肤霜。如果出现发疹症状，最好去掉尿布，然后在清爽的空气下晾干皮肤。

② 最好不要给孩子使用塑料布、油布等不透水、不透气的材料做垫子，以免影响局部水分的蒸发和透气。

③ 当新生儿患尿布疹时，要注意保持新生儿臀部皮肤干燥、清洁，保持局部透气。

④ 必要时可以局部涂擦鱼肝油软膏或鞣酸软膏，涂抹植物油等，再换上干净的尿布包好，一般每天涂擦 4~5 次。

⑤ 如果尿布疹长时间不愈，且出现脓包，应该带宝宝去医院做检查。

肺炎

新生儿肺炎是临床常见病，四季均易发生，以冬春季为多。如治疗不彻底，易反复发作，影响孩子发育。小儿肺炎临床表现为发热、咳嗽、呼吸困难，也有不发热而咳喘重者。根据致病原因可分为吸入性肺炎和感染性肺炎。

疾病简介

肺炎是新生儿时期的常见病之一，早产儿更容易患此病。新生儿肺部感染可发生在产前、产时或产后。产前如果胎儿在宫内缺氧，吸入羊水，一般在出生后1~2天内发病。

产时如果早期破水、产程延长或在分娩过程中胎儿吸入污染的羊水或产道分泌物，也可使胎儿感染肺炎。婴儿出生后如果接触的人中有带菌者，也很容易受到感染。另外，也可能由败血症或脐炎、肠炎通过血液循环感染肺部引发肺炎。

新生儿肺炎一年四季均可发生，夏季略少。预防新生儿肺炎要治疗孕妇的感染性疾病，临产时严格消毒，避免接生时污染，出院接回家后应尽量谢绝客人，尤其是禁止患有呼吸道感染的人进入新生儿房间，若产妇患有呼吸道感染时必须戴上口罩接近宝宝。

宝宝患病的信号

① 少哭或不哭，拒奶或呛奶，口吐泡沫，妈妈及家人要开始注意，给宝宝提供一个干净、舒适的生活环境，喂养宝宝用具应注意消毒，发现宝宝有感染情况，要立即治疗。

② 宝宝口周发紫，属轻度肺炎，服用抗生素或者打青霉素即可。

③ 宝宝出现呼吸困难，精神委靡。属重症肺炎，需住院治疗。

患病宝宝的护理

① 要注意多给新生儿喂水，以弥补机体脱失的水分。

② 在喂奶的时候更要注意。由于患儿容易出现呛奶、溢奶现象，所以要控制吃奶速度，不要采取平卧方式喂奶。同时喂奶不要过饱，喂奶之后不要过度摇晃宝宝。

③ 新生儿在患肺炎后，多出现拒乳、拒食现象，因此要注意为患儿补充营养，保证摄入足够的热能及蛋白质等。

其他病症

●●●●●● ●●●●●●●●●●●●●●●●●●●●●●●●●●●●●●●●

因为新生儿处于一个特殊的生理阶段，其患病的特征多与成人不同，不易被察觉，老人家也常常让妈妈不要过于担心和惊慌。但妈妈及家人还是要多了解一些患病知识，提高警觉性，以便及时发现宝宝的病症并让宝宝得到适当的护理。

⊛ 脱水热

少数宝宝在出生3~4天后会因体内水分不足而引起发热。热度一般在38~40℃。新生儿表现得烦燥不安，啼哭不止，常伴有面色红、皮肤潮红、口唇黏膜干燥等症状。只需及时补充水分，就可以在短时间内恢复。对个别超热（腋温≥40.5℃）或高烧抽痉者，需急送附近医院，予以留观或住院，接受供氧和输液治疗。病情得到控制后，1~2天就可恢复正常。

如果给宝宝补充水分后仍不见好转，或者有其他症状，应立即带宝宝就医，不得延误。

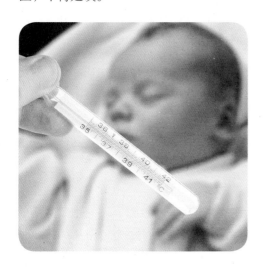

⊛ 腹泻

宝宝的免疫系统发育不成熟，细胞免疫和体液免疫尚未成熟，因而抵御感染的能力也不高。通常来讲，母乳喂养的新生儿很少发生腹泻，这是因为母乳营养成分比例恰当，适应新生儿的需要。

人工喂养的新生儿，常因牛奶放置时间过长、变质或食具消毒不严格而造成消化道感染，导致腹泻的发生。

轻度的腹泻，大便为黄绿色，可带有少量黏液，有酸臭味，呈薄糊状；若每天大便多达10次以上，症状危重，应立即就医。

⊛ 便秘

母乳喂养的健康宝宝一般一天排便一次。

宝宝大便坚硬，排便困难，或者排便次数很少的情况称为便秘。如果排出坚硬的大便，宝宝就会很疼痛，而且偶尔导致肛裂、出血等症状。

母乳的摄取量不足，因呕吐等原因大量地损失水分或先天性巨大结肠等情况下容易产生便秘症状。

做好宝宝的预防接种工作

婴幼儿时期孩子生长发育旺盛，对传染病的抵抗力很弱，好多疾病会威胁到宝宝的生命和健康。通过给宝宝进行预防接种，有计划、有步骤地提高和增强宝宝抵抗疾病的能力，可防止各种疾病的发生。

🔥 什么是预防接种

预防接种是指根据疾病预防控制规划，按照国家和省级规定的免疫程序，由合格的接种单位和接种人员给适宜的接种对象接种疫苗，以提高人群的免疫水平，达到预防和控制传染病发生和流行的目的。预防接种就是人们常说的打防疫针，最终目的是为了预防疾病的发生和传染。

预防接种的具体操作方法是，通过将"疫苗"（用人工培育并经过处理的病菌、病毒等）接种在健康人的身体内，使人在不发病的情况下产生预防接种抗体，获得特异性免疫。如接种卡介苗能预防肺结核、种痘能预防天花等等。

针对婴幼儿的情况，婴儿在出生后3~6个月时，通过腹内的胎盘从母体中获得的抵抗力（即免疫力）已开始下降并消失，因此，需要进行预防接种（即打预防针）来形成免疫，以保护机体免受重病的侵袭。一旦免疫能力形成，传染给病原体的记忆就留在体内，就能保证被接种者具有相应的免疫力。此外，对于一些具有传染性的疾病，预防接种也能起到很好的控制作用。

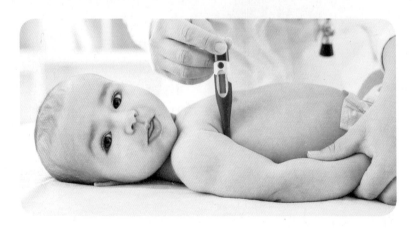

💮 预防接种后的注意事项

疫苗作为生物制品，对人体来说是特异性物质，婴幼儿在接种后往往会出现一些生理或病理反应，家长对此类反应应正确掌握，妥善处理，保证疫苗产生最佳的免疫效果。

预防接种会有两种反应。

一般接种反应

由于制品本身所引起的反应，有可能是局部反应，也可能是全身反应。

一般来说，由于生物制品引起的接种反应轻微，时间也比较短，大概在一到两天内就会消失，因此父母不必太担心，也不需要做任何处理。

异常反应

异常反应发生的原因跟个人的体质有很大的关系，一般表现为晕厥、过敏性休克、过敏性皮疹、接种疫苗后全身感染等。属过敏体质的宝宝容易发生异常反应，父母应该多加注意，在注射之前和医生说明。

接种完疫苗，一定要留在医院观察20分钟，以防出现严重的过敏反应。

注射疫苗后的三天内洗澡时要避免注射部位被污染，以防止继发感染；防止受凉和剧烈活动；脊髓灰质炎减毒活疫苗应用凉开水溶解后服下或直接吞服，服药前后1小时内避免过热饮食摄入，保证减毒活疫苗发生效应。

接种卡介苗后2~3周，局部可逐渐出现红肿、脓疱或溃疡，3周后结痂，形成小疤痕。如果反应较重，可形成脓肿，则应速去医院处理，但忌切开排脓，否则切口不易愈合。

注射疫苗后，个别孩子在24小时内体温会有所升高，可给孩子多喝些开水，以促进体内代谢产物的排泄与降温，切莫随意使用抗菌素类药物，若有高热或其他异常反应，则应及时请医生诊治；注射完流感疫苗后，很多孩子会出现低热、头痛、乏力等症状，个别的还会伴有皮疹、恶心、呕吐、腹泻等。但这些都属于正常现象，家长不用担心，1~2天后反应就会自然消失。

如果接种后出现的局部反应不能在短时间内消退，应尽快去医院诊治，否则很可能危及生命。

附录一 新生儿衣物和清洁用品清单

表1~1 新生儿衣物清单

序　号	品　名	说　明	重要性
1	新生儿纱布/棉布内衣	建议4~6件，视季节选择厚薄搭配	必备
2	包巾/包被	建议2~3条，视季节选择长短，厚薄搭配	必备
3	兔装/蝴蝶装	建议3~4件，穿脱方便，分长袖、短袖	必备
4	棉纱尿布/纸尿布	建议2~3片，透气、吸水性佳的尿布	必备
5	小衣架	建议6~12个，用于晾晒宝宝衣物	视各家需求而定
6	帽子	建议2顶，用于防晒、保暖	必备
7	袜子	建议2~4双，用于吸汗、保暖	必备
8	围嘴	建议6条，用于防溢奶、流口水	必备
9	内衣	建议4件，活动肩、侧开、前开、全关襟的各一件	视各家需求而定
10	肚围	建议2件，睡觉时保护肚脐，免于着凉	视各家需求而定
11	婴儿专用洗衣液	建议1瓶，用于洗宝宝衣物	视各家需求而定

表1~2 新生儿清洁用品清单

序　号	品　名	说　明	重要性
1	湿纸巾	建议若干包，用于清洁宝宝的小屁屁	视各家需求而定
2	医用脱脂棉	建议若干，可代替湿纸巾，蘸清水清洁小屁屁，效果很好	必备
3	婴儿棉签	建议1包，用于清洁鼻屎、耳垢等，宝宝的小鼻孔和小耳朵千万不能用大人用的棉签	必备
4	纱布小方巾	建议2个或2个以上，用途很多，如拍嗝时垫在大人肩膀，喂奶时围在宝宝胸前，给宝宝洗脸等	必备
5	小盆	建议2个，一个用来洗脸，一个用来洗屁屁 必备	必备
6	浴盆	建议1个，为宝宝洗澡用	必备
7	浴架	建议1个，与浴盆搭配使用，比较安全	视各家需求而定
8	浴巾	建议1条，宝宝洗完澡用来擦身体	必备
9	宝宝洗发水、沐浴液	建议1瓶，为宝宝洗澡用	视各家需求而定
10	婴儿润肤霜	建议1瓶，洗澡后为宝宝润肤时用	必备

附录二 常见的预防接种疫苗

不同的疫苗可以用于针对不同的疾病，目前我国进行免疫接种的有卡介苗、脊髓灰质炎疫苗、百白破三联疫苗、麻疹疫苗、甲肝疫苗、乙肝疫苗、乙脑疫苗、流脑疫苗。

⊙ 卡介苗

卡介苗接种后可降低结核病的患病率和死亡率，如接种质量高，一次接种的保护力可达10~15年。卡介苗在一般婴儿出生后即可接种，如果出生时没接种，可在2个月内接种。2个月以上的婴儿，在接种前要做结核菌素试验，检查一下是否感染过结核，如试验阳性即可接种卡介苗。在3岁、7岁及12岁时，如结核试验阴性，应进行复种。

⊙ 百白破三联疫苗

百白破三联疫苗即百白破制剂，该制剂是将百日咳菌苗、精制白喉类毒素及精制破伤风类毒素混合制成，注射该制剂可同时预防百日咳、白喉和破伤风。这三种疾病可严重威胁小儿的健康与生命，接种百白破三联疫苗，能提高婴幼儿对这几种疾病的抵抗能力。接种一般是在婴儿出生满3个月时进行，初种必须注射3针，每次间隔4~6周，孩子1岁半到2岁时再复种1次。

⊙ 脊髓灰质炎疫苗

脊髓灰质炎疫苗又称"脊灰糖丸"，是一种口服疫苗制剂，白色颗粒状糖丸，接种安全。婴儿出生后按计划服用糖丸，可有效地预防脊髓灰质炎，也就是我们常说的小儿麻痹症。现在服用的均是白色三价混和疫苗，出生后满2月初服，以后每隔1月服两次，连服两次，4岁加强1次。

值得注意的是，"脊灰糖丸"是一种活病毒，切忌用热开水融化或混入其他饮料中服用，应用温开水化开或吞服，以免将糖丸中的活病毒烫死而失去作用，同时，糖丸在发放后要立即服用，不要放置太久，以免失效。

⊙ 麻疹疫苗

麻疹疫苗是一种减毒活疫苗，接种反应较轻微，免疫持久性良好，婴儿出生后按期接种，可以预防麻疹。由于6个月以内婴儿有从母体获得的抗体，所以6个月内婴儿一般不会得麻疹。如6个月以内注射麻疹疫苗，反而会中和婴儿体内的抗体，达不到预期效果，所以第一次接种应在婴儿满8个月时，当宝宝到2岁、7岁、12岁时再进行复种。

⊙ 甲肝疫苗

甲肝疫苗用于预防甲型肝炎。将对人无害，具有良好免疫原性的甲型肝炎病毒减毒株接种于人体内二倍体细胞，培养后经抽提和纯化溶于含氨基酸的盐平衡溶液，用于预防甲型病毒性肝炎。我国生产的减毒活疫苗免疫效果良好，接种后至少可获得4年以上的持续保护。1岁以上的易感者均可接种。

⊙ **乙肝疫苗**

乙肝疫苗用以预防乙型肝炎。由于我国是乙肝的高发国家，人群中乙肝病毒表面抗原阳性率达10%以上，这是一个严重的公共卫生问题，注射乙肝疫苗是控制该病的最有效措施之一，所以我国近来已开始将此疫苗纳入免疫计划中，新生儿均应在出生后24小时内接种乙肝疫苗，有条件的健康成人也应尽可能注射该疫苗。目前乙肝疫苗已纳入免疫接种程序，婴儿在0、1、6个月各注射1次，每3~5年加强注射1次。

值得注意的是，在给婴幼儿接种乙肝疫苗时，为了避免局部的肿痛，此时可将疫苗改成肌肉注射，以减轻婴幼儿接种乙肝疫苗时的肿痛，当然，疫苗的效果也就要比普通的皮下注射效果相对减弱。

⊙ **其他常见的疫苗**

值得注意的是，除了上诉这些疫苗外，常见的疫苗还有腮腺炎疫苗、流感疫苗、肺炎疫苗、狂犬疫苗、出血热疫苗等，这些疫苗要根据婴幼儿的家庭状况、环境等因素，针对不同的情况进行接种，而且这些都需要在医院接受预防接种。

腮腺炎疫苗：腮腺炎疫苗用于预防由腮腺炎病毒引起的流行性腮腺炎，即"痄腮"。我国生产的腮腺炎疫苗是减毒活疫苗，可用于8个月以上的儿童。

流感疫苗：流感疫苗用于预防流行性感冒。接种对象主要是2岁以上的所有人群，尤其是65岁以上的老人，慢性心、肺、支气管疾病患者，慢性肾功能不全者，糖尿病患者，免疫功能低下者，镰状细胞贫血症患者等。

肺炎疫苗：肺炎疫苗用于预防肺炎球菌性疾病，如肺炎等。目前国内应用的均为进口疫苗，其效果十分肯定。应当接种此类疫苗的人群有老年人、2岁以上的儿童、慢性病患者、有免疫缺陷者、艾滋病感染者以及酗酒和长期吸烟者等。

狂犬疫苗：狂犬疫苗用于狂犬病的预防。狂犬病是致死率达100%的烈性传染病，及时、全程接种疫苗是预防此病的重要措施之一。与任何可疑动物或狂犬病人有过密切接触史的人，如被动物（包括外表健康动物）咬伤、抓伤，破损皮肤或黏膜被动物舔过等，都应该尽可能早地接种狂犬疫苗。另外，被动物咬伤机会较大或其他有可能接触到狂犬病毒的人则应提前进行预防接种。

出血热疫苗：出血热疫苗用于预防流行性出血热。分为单价疫苗和双价疫苗两种，前者可分别预防家鼠型出血热或野鼠型出血热，后者则对此两型出血热均有预防作用。出血热疫区10~70岁的人群都应接种此疫苗。